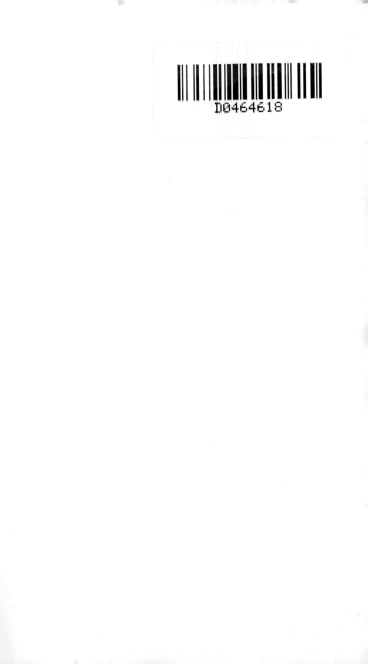

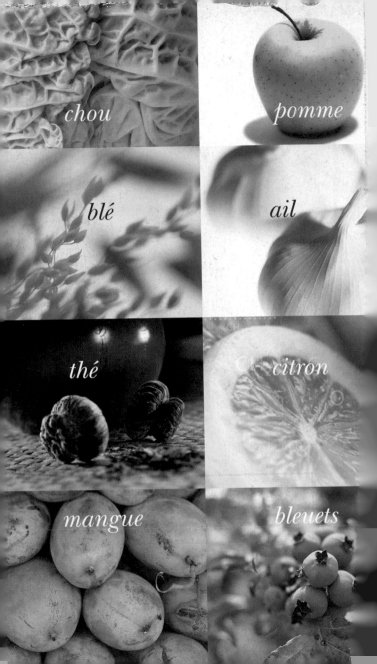

chou

pomme

blé

ail

thé

citron

mangue

bleuets

Les aliments contre le cancer

© 2005, Éditions du Trécarré

ISBN : 978-2-253-13150-2 – 1re publication LGF

LES ALIMENTS CONTRE LE CANCER
La prévention du cancer par l'alimentation

RICHARD BÉLIVEAU, PH. D.
DENIS GINGRAS, PH. D.

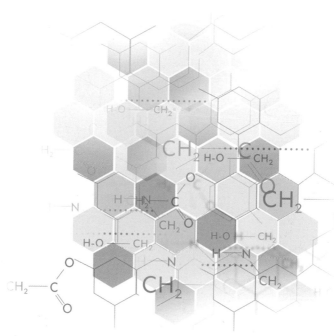

LABORATOIRE DE MÉDECINE MOLÉCULAIRE

**HÔPITAL SAINTE-JUSTINE
ET UNIVERSITÉ DU QUÉBEC À MONTRÉAL**

*Ce livre est dédié
à tous les enfants
souffrant du cancer.*

Préface
Avant-propos

PRÉ*face*

Ce livre est un ouvrage essentiel pour tous ceux qui s'intéressent de près ou de loin au cancer. Essentiel parce que, pour la première fois peut-être, il nous donne la chance de connaître le point de vue de chercheurs qui œuvrent activement dans le domaine de la recherche sur le cancer, de prendre la mesure des progrès réalisés et, ce qui est plus précieux encore, de connaître leur avis sur les moyens à privilégier pour lutter contre cette terrible maladie. Alors que nous sommes submergés par une foule d'informations contradictoires sur le cancer, ce livre offrira au grand public une véritable mine de renseignements qui lui permettra d'y voir enfin plus clair.

Qu'on soit ou non touché directement par le cancer, avouons que la maladie inquiète... Que peut-on faire pour la prévenir ? Qui plus est, si nous sommes concernés, on se dit que tout doit être tenté pour guérir. Je l'ai vécu personnellement avec Charles, mon fils... Au début de la maladie, on se demandait si nous aurions pu faire davantage !

Bien plus qu'un traité de vulgarisation scientifique, ce livre offre une réflexion en profondeur sur l'impact que peut avoir notre mode de vie, en particulier celui qui sévit aujourd'hui dans les pays industrialisés, sur les risques d'être affecté par le cancer. En cette époque de prouesses technologiques sans précédent, où nous plaçons tous nos espoirs et nos énergies dans la découverte de médicaments destinés à guérir le cancer, avons-nous vraiment réfléchi à ce que nous pourrions faire pour prévenir son apparition ? Est-ce que le nombre toujours croissant de certains cancers observé ces dernières années pourrait être relié à des modifications importantes de notre mode de vie ? Utilisons-nous vraiment toutes les ressources qui sont mises à notre disposition pour contrer cette maladie ? En ce sens, le livre apporte à mon avis une contribution majeure à notre perception du cancer : combattre le cancer signifie non seulement vaincre les tumeurs qui se sont développées dans nos corps, mais également tout faire pour que ces tumeurs n'arrivent pas à se développer.

Si nous entendons souvent les spécialistes souligner l'importance d'une alimentation saine pour rester en bonne santé, ce livre va beaucoup plus loin en montrant comment des aliments en apparence aussi anodins que le chou, l'ail ou encore nos savoureuses baies d'été contiennent des molécules extrêmement puissantes qui combattent le cancer en agissant à la source même de la maladie, c'est-à-dire en empêchant son développement. Manger n'est pas un acte sans conséquences. Bien au contraire, il s'agit sans conteste de la façon la plus simple et la plus naturelle de se prémunir activement contre un mal aussi redoutable que le cancer.

Ce livre hors du commun, magnifiquement illustré, marie la rigueur scientifique de son propos avec l'histoire, la littérature et même la poésie, tout en demeurant très pratique et concis. Je suis convaincu qu'il modifiera à jamais votre perception du cancer et des actes à accomplir pour vaincre cette maladie.

Pierre Bruneau
Journaliste de la chaîne TVA Canada

PRÉ*face*

L'être humain est le seul à jouir du privilège de choisir, combiner et transformer sa nourriture, un des éléments essentiels de son existence. Les cultures anciennes ont développé des traditions en tenant compte des éléments sains contenus dans les ingrédients alimentaires. Ainsi, elles les ont intégrés, en plus des légumes, des fruits, des légumineuses et des épices, dans l'alimentation quotidienne pour le bien-être de l'être humain. La médecine moderne, ironiquement, offre une perspective inverse à l'égard du régime alimentaire. Habituellement, ce n'est qu'après que la maladie s'est bien installée dans leur organisme que les patients reçoivent des conseils de leur médecin sur leur alimentation. Les conseils prodigués sont presque toujours négatifs : évitez ceci, éliminez cela, pas de gras, de sucre, de viande, d'alcool, de caféine et ainsi de suite. La majorité des médecins, en fait, sont peu informés ou connaissent peu les fondements scientifiques des liens entre régime alimentaire et santé. Or, les patients et le public en général sollicitent ces renseignements et dévorent toute information sur les antioxydants, les composés phytochimiques et autres substances présentes dans la nourriture. Dans ce livre magnifique qui arrive à point nommé, les docteurs Richard Béliveau et Denis Gingras présentent des faits scientifiques avant-gardistes au sujet du régime alimentaire. En utilisant une approche remarquable et facile à comprendre, ils s'adressent à tout genre de lectorat. De renommée internationale, ces deux chercheurs sur le cancer abordent, de manière informée, l'histoire qui se cache derrière les aliments, les épices et les boissons, tels le thé vert, le curcuma, les petits fruits et même le chocolat. Ils guident le lecteur à travers le temps, à la recherche de connaissances passées jusqu'aux récentes découvertes scientifiques concernant le régime alimentaire. Ils s'intéressent surtout au cancer et offrent des suggestions qui, intégrées judicieusement au quotidien, visent sa prévention et sa suppression. Combinant une expérience de dizaines d'années de recherche, les auteurs expliquent comment l'association des forces génétiques et cellulaires cause et permet, par la formation de métastases, la propagation du cancer dans le corps humain. Ils décrivent ensuite comment les substances présentes à l'état naturel dans les aliments possèdent la capacité biochimique de prévenir, contrer et inverser les mécanismes qui favorisent le développement de cette maladie dans l'organisme. Plus particulièrement, ce livre est le premier à montrer comment l'angiogenèse tumorale, c'est-à-dire la croissance de nouveaux vaisseaux sanguins qui nourrissent les cellules cancéreuses, peut être inhibée par le régime alimentaire. Le laboratoire du docteur Béliveau, situé à Montréal, a été le premier à mettre au point des méthodes modernes pour étudier, de façon rigoureuse et détaillée, les liens entre le régime alimentaire et l'angiogenèse. Le docteur Béliveau est, lui-même, un de ces innovateurs visionnaires de la nouvelle science des aliments. Pendant que les compagnies de biotechnologie s'affairent à créer des médicaments spécifiquement pour lutter contre le cancer, les lecteurs de ce livre apprendront comment les choix diététiques peuvent influencer et supprimer le développement de tumeurs. Alors que la médecine du XXIe siècle perce les mystères des maladies, quelques-unes des réponses au cancer se trouvent peut-être dans notre régime alimentaire. Superbement illustré, *Les Aliments contre le cancer* est écrit par deux scientifiques reconnus mondialement comme étant parmi les plus innovateurs. Ils offrent aux lecteurs une tout autre perspective sur la santé et une « ordonnance médicale » qu'ils peuvent se procurer non pas dans un hôpital ou une pharmacie, mais au marché d'alimentation et dans leur assiette.

Pr William W. Li
Président et directeur médical
The Angiogenesis Foundation
Cambridge, Massachusetts, États-Unis

AVANT-*propos*

L e cancer continue de défier les progrès de la médecine moderne et demeure, après quarante ans de recherche intensive, une maladie énigmatique, responsable chaque année de la mort prématurée de millions de personnes. Si certains cancers sont maintenant traités avec succès, plusieurs autres sont toujours extrêmement difficiles à combattre et constituent une cause principale de mortalité parmi la population active de la société. Plus que jamais, la découverte de nouveaux moyens d'augmenter l'efficacité des thérapies anticancéreuses actuelles revêt une importance capitale.

L'objectif de ce livre est de présenter un résumé des données scientifiques actuellement disponibles qui montrent que plusieurs types de cancers peuvent être prévenus en modifiant nos habitudes alimentaires pour y inclure des aliments qui ont le pouvoir de combattre les tumeurs à la source et d'empêcher leur développement. La nature regorge d'aliments riches en molécules aux propriétés anticancéreuses très puissantes, qui peuvent lutter contre cette maladie sans causer d'effets secondaires néfastes. À plusieurs égards, ces aliments possèdent des propriétés thérapeutiques analogues à celles de médicaments d'origine synthétique et nous proposons de les désigner par le terme *alicaments* pour illustrer ces propriétés. Nous avons la possibilité d'utiliser à notre profit cet arsenal de composés anticancéreux présent de façon naturelle dans plusieurs aliments comme complément essentiel aux thérapies actuellement disponibles. Saisissons cette chance pour changer les probabilités en notre faveur, car un régime alimentaire basé sur un apport constant en alicaments peut prévenir l'apparition de plusieurs types de cancers.

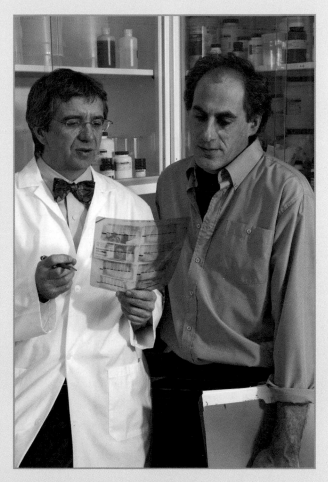

Les auteurs : Richard Béliveau et Denis Gingras

Première
partie

LE CANCER,

un ennemi redoutable

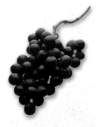

> *Presque tous les malheurs de la vie viennent des idées fausses que nous avons sur ce qui nous arrive.*

Stendhal, *Journal* (1801-1805)

CHAPITRE 1

Le fléau du cancer

LE CANCER EN CHIFFRES

Certaines personnes ont une peur bleue de voyager en avion ; d'autres sont terrorisées par les requins ou encore par la foudre : la crainte des conséquences néfastes qui peuvent découler d'événements hors de notre contrôle semble être une caractéristique bien particulière à l'espèce humaine. Pourtant, les risques réels de subir un jour ces épreuves extraordinaires sont relativement bien minces comparés à ceux qui sont directement associés à la vie quotidienne (Figure 1). Par exemple, les personnes obèses ont presque un million de fois plus de risque de mourir prématurément de leur excès de poids que d'un accident d'avion et n'importe lequel d'entre vous est au moins 50 000 fois plus susceptible d'être frappé par le cancer que par la foudre au cours de son existence, et même beaucoup plus si vous adoptez un comportement à risque, tel le tabagisme. Parmi tous ces dangers réels auxquels nous devons tous faire face, le cancer constitue une réelle menace : cette maladie touchera une personne sur trois avant l'âge de 75 ans et une personne sur quatre succombera aux complications reliées au cancer. Chaque année, 10 millions de personnes dans le monde développent un cancer et 7 millions de décès sont causés par cette maladie, ce qui correspond à 12 % de tous les décès enregistrés à l'échelle mondiale. Et la situation ne va pas en s'améliorant, puisqu'on estime aujourd'hui qu'avec le vieillissement progressif de la population, on diagnostiquera annuellement 15 millions de nouveaux cas de cancers. En Amérique du Nord seulement, 10 millions de personnes vivent présentement avec un cancer et 600 000 personnes mourront de la maladie dans l'année. Pour saisir l'ampleur de la tragédie, imaginez que le journal télévisé vous présente chaque jour l'écrasement de quatre Boeing 747 bondés de passagers ou encore l'effondrement des tours jumelles du World Trade Center trois fois par semaine... Sans compter le coût lié au traitement des personnes atteintes de cancer, évalué à

Les grandes peurs... et la réalité	*Figure 1*
LES PEURS	LES RISQUES RÉELS
Attaque terroriste	→ Trop faible pour être calculé
Mourir d'une attaque de requin	→ 1 sur 280 millions
Mourir d'un accident d'avion	→ 1 sur 3 millions
Mourir frappé par la foudre	→ 1 sur 350 000
Mourir d'un accident de voiture	→ 1 sur 7 000
Intoxication alimentaire	→ 1 sur 7
Etre affecté par une maladie cardiovasculaire	→ 1 sur 4
Mort prématurée liée à l'obésité	→ 1 sur 4
Etre touché par le cancer	→ 1 sur 3
Mort des suites du tabagisme (fumeurs)	→ 1 sur 2

Source : *Time magazine*

180 milliards de dollars annuellement, et qui ne cessera de grimper au cours des prochaines années. Ces chiffres illustrent l'ampleur du problème de santé publique que pose le cancer et témoignent de la nécessité d'identifier de nouvelles façons susceptibles de réduire les impacts négatifs de cette maladie sur la société.

Au-delà des chiffres, le cancer est d'abord et avant tout une tragédie humaine qui emporte avec elle les gens précieux qui nous entourent, qui prive de jeunes enfants de leur mère ou qui laisse une blessure jamais refermée aux parents terrassés par la mort de leur enfant. La perte de ces proches provoque un immense sentiment d'injustice et de colère, la sensation de subir une épreuve liée à la malchance, à un coup malheureux du destin qui frappe au hasard et auquel on n'a pu échapper. Non seulement le cancer emporte avec lui les vies humaines qui nous sont chères, mais il installe en plus un doute sur notre capacité de le vaincre.

Ce sentiment d'impuissance face au cancer est bien reflété par les sondages réalisés pour connaître l'opinion de la population sur les causes de cette maladie. De façon générale, les gens voient le cancer comme une maladie déclenchée par des facteurs incontrôlables : 89 % des gens pensent que le cancer est dû à une prédisposition génétique et plus de 80 % considèrent que des facteurs environnementaux, comme la pollution industrielle ou encore les résidus de pesticides sur les aliments, sont des causes importantes de cancer. Au niveau des habitudes de vie, une majorité écrasante de personnes (92 %) associe le tabagisme au cancer, mais à l'inverse, moins de la moitié des personnes interrogées pensent que leur alimentation peut avoir une influence sur le risque de développer cette maladie. Globalement, il ressort de ces enquêtes que les gens sont plutôt pessimistes quant aux chances de prévenir le cancer, une chose peu probable ou même impossible selon la moitié d'entre eux.

Toute personne soucieuse de la santé publique devrait être inquiète des résultats de ces sondages et se questionner sur la nécessité de revoir en profondeur les stratégies de communication destinées à informer la population sur les causes du cancer, car à l'exception du tabagisme, ces idées vont complètement à l'encontre de ce que la recherche a réussi à identifier comme facteurs déclencheurs du cancer.

En examinant les causes responsables du développement de cette maladie, vous noterez qu'une minorité de cancers sont causés par des facteurs qui échappent vraiment à notre contrôle (Figure 2). Par exemple, les facteurs héréditaires sont une cause importante de cancer mais ne jouent cependant pas le rôle capital que la population leur attribue : les études réalisées jusqu'à présent, notamment celles portant sur des vrais jumeaux, indiquent qu'un maximum de 15 % des cancers sont causés par des gènes défectueux, transmissibles par l'hérédité. L'écart entre les causes véritables de cancer et les croyances populaires est encore plus grand pour ce qui concerne la pollution environnementale puisque, loin d'être un facteur décisif de développement du cancer, l'exposition à la pollution de l'air et de l'eau, de même qu'aux résidus de pesticides, représente à peine 2 % des cas de cancers.

On peut blâmer (et avec raison) beaucoup des conséquences néfastes de ces facteurs en-

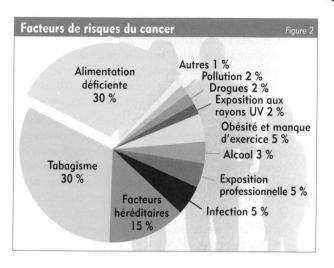

Facteurs de risques du cancer *Figure 2*

Alimentation déficiente 30 %

Autres 1 %
Pollution 2 %
Drogues 2 %
Exposition aux rayons UV 2 %
Obésité et manque d'exercice 5 %
Alcool 3 %
Exposition professionnelle 5 %
Infection 5 %

Tabagisme 30 %

Facteurs héréditaires 15 %

vironnementaux, mais la pollution atmosphérique a certainement plus d'impact sur l'équilibre des écosystèmes que sur le cancer. Même chose pour les pesticides résiduels associés aux fruits et légumes que nous achetons au marché. Ces pesticides sont présents en quantités infimes et aucune étude n'a pu montrer qu'ils pourraient provoquer un cancer à de si petites doses. Au contraire, comme nous le verrons tout au long de ce livre, la consommation de fruits et de légumes a été maintes fois associée à une baisse du risque d'être touché par un cancer, de sorte que le bénéfice d'inclure ces aliments dans le régime alimentaire excède largement le faible risque associé à la présence de quantités minimes de pesticides.

Donc, globalement, les facteurs difficilement contrôlables, qu'ils soient d'origine héréditaire, environnementale ou virale, sont responsables d'environ 30 % de tous les cancers (Figure 2).

À l'inverse, plusieurs facteurs directement liés au mode de vie des gens, comme le tabagisme, l'inactivité physique, l'obésité, la composition du régime alimentaire ainsi que l'usage immodéré d'alcool et de stupéfiants, sont la cause directe du développement d'environ 70 % des cancers.

La remise en question de nos fausses idées quant aux éléments cancérigènes est importante, car elle nous pousse à modifier notre approche défaitiste vis-à-vis de la maladie et à aborder le problème sous un angle nouveau. Si les deux tiers des cancers sont causés par des facteurs extérieurs à nos gènes et sont plutôt liés à nos habitudes de vie, cela n'implique-t-il pas par là même que nous pouvons éviter deux cancers sur trois en modifiant ce mode de vie ?

Une mappemonde du cancer

Un exemple de l'influence du mode de vie sur le développement du cancer est illustré de façon spectaculaire par l'examen de la distribution des cas de cancers à l'échelle de la planète (Figure 3). En effet, le fardeau du cancer n'est pas un phénomène distribué de façon uniforme dans le monde. D'après les dernières statistiques publiées par l'Organisation mondiale de la santé, les pays ayant les plus forts taux de cancer sont ceux d'Europe de l'Est (Hongrie, Tchécoslovaquie) avec de 300 à 400 cas pour 100 000 habitants, suivis de près par les pays occidentaux industrialisés, comme ceux d'Amérique du Nord par exemple, avec 260 cas pour 100 000 habitants. En revanche, les pays du Sud-Est asiatique, comme l'Inde, la Chine ou la Thaïlande, ont des taux de cancer beaucoup moins élevés, aux environs de 100 cas pour 100 000 individus.

Non seulement le fardeau du cancer est distribué de façon inégale d'une région du monde à l'autre, mais en plus le type de cancers affectant la population de ces différents pays varie énormément. En règle générale, mis à part le cancer du poumon, le cancer le plus fréquent et le plus uniformément répandu à l'échelle de la planète (à cause du tabagisme), les cancers les plus courants dans les pays occidentaux industrialisés, comme les États-Unis, sont complètement différents de ceux touchant les pays asiatiques. Aux États-Unis et au Canada, en plus du cancer du poumon, les principaux cancers sont, dans l'ordre, ceux du côlon, du sein et de la prostate, alors que dans les pays asiatiques, la fréquence de ces cancers vient loin derrière celle observée pour les cancers de l'estomac, de l'œsophage et du foie. L'ampleur de ces différences entre Est et Ouest est frappante : par exemple, dans certaines régions des États-Unis, plus de 100 femmes sur 100 000 développent un cancer du sein, contre seulement 8 Thaïlandaises sur 100 000. Même chose pour le cancer du côlon : alors que dans certaines régions d'Occident 50 personnes sur 100 000 sont touchées par ce cancer, celui-ci n'affecte que 5 Indiens sur 100 000. Quant au cancer de la prostate, l'autre grand cancer touchant l'Occident, cet écart est encore plus grand : ce cancer affecte dix fois moins de Japonais et même cent fois moins de Thaïlandais que d'Occidentaux.

L'étude des populations migrantes a permis de confirmer que ces variations extrêmes ne sont pas dues à une quelconque prédisposition génétique mais qu'elles sont plutôt étroitement

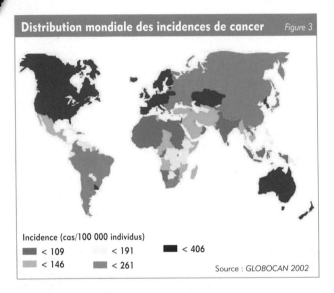

Distribution mondiale des incidences de cancer *Figure 3*

Incidence (cas/100 000 individus)

■ < 109 ■ < 191 ■ < 406
■ < 146 ■ < 261

Source : *GLOBOCAN 2002*

liées aux différences existant entre les modes de vie. Le Tableau 1 montre un exemple frappant de ces variations provoquées par l'émigration. Dans cette étude, les chiffres des cancers affectant les Japonais et les Japonais émigrés à Hawaii ont été comparés à ceux touchant la population hawaiienne locale. Par exemple, alors que le cancer de la prostate était à cette époque peu commun au Japon, la fréquence de ce cancer augmente de 10 fois chez les émigrés japonais, au point de se rapprocher sensiblement de celui des Hawaiiens d'origine. À l'inverse, le chiffre élevé de cancer de l'estomac, caractéristique des populations japonaises (causé par l'infection à *Helicobacter pylori*), diminue considérablement pour se rapprocher de celui des Hawaiiens.

Des phénomènes similaires sont observés pour les femmes, dont les faibles taux de cancer du sein et de l'utérus sont considérablement augmentés lorsqu'elles modifient leur style de vie en émigrant.

Ces statistiques ne représentent pas un cas isolé, loin de là, puisque des résultats semblables ont été obtenus par l'étude de différentes populations dans le monde. Mentionnons seulement un autre exemple, celui-là comparant la fréquence de certains types de cancers dans la population afro-américaine et une population africaine du Nigeria (Tableau 2). Une fois encore, les Noirs africains montrent des taux de cancer radicalement différents de ceux touchant les Noirs américains : le cancer

Comparaison de l'incidence des cancers selon leur localisation primaire entre les habitants du Japon, les Japonais habitant Hawaii et la population hawaiienne d'origine *Tableau 1*			
Incidence annuelle/million de personnes			
		Hawaii	
Localisation du cancer primaire	Japon	Japonais	Hawaiiens d'origine
Œsophage	131	46	75
Estomac	1 311	397	217
Côlon	83	371	368
Rectum	93	297	204
Poumon	268	379	962
Prostate	14	154	343
Sein	315	1 221	1 869
Col de l'utérus	364	149	243
Utérus	26	407	714
Ovaire	53	160	274

Source : *Doll, R. et Peto, R. (1981) J. Natl. Cancer Inst. 66, 1196-1305*

de la prostate est beaucoup plus élevé en Amérique qu'en Afrique alors que l'inverse est observé pour le cancer du foie, beaucoup plus élevé en Afrique à cause de la présence répandue du principal responsable du cancer de cet organe, le virus de l'hépatite. Dans tous les cas, la fréquence de cancers de la population noire étudiée est quasi identique à celle des Blancs américains alors qu'elle est complètement différente de celle de leurs ancêtres, la population noire africaine. Ces études sont extrêmement intéressantes, puisqu'en plus d'apporter une preuve irréfutable que la plupart des cancers ne sont pas dus à des facteurs héréditaires, elles mettent en évidence le rôle prépondérant joué par le mode de vie dans le développement de cette maladie.

Mais quel changement peut avoir eu une influence si néfaste sur la santé de ces émigrants au point d'induire si rapidement une hausse du taux de cancers ? Toutes les études réalisées jusqu'à présent pointent du doigt le rejet du régime alimentaire traditionnel par les émigrants et l'adaptation rapide aux traditions culinaires du pays hôte. Dans les deux cas qui nous intéressent, ces changements sont dramatiques : par exemple, les Japonais migrant vers l'Occident ont délaissé un régime alimentaire exemplaire, c'est-à-dire riche en hydrates de carbone complexes, en légumes et pauvre en matières grasses, pour un régime à forte teneur en protéines et en matières grasses d'origine animale.

D'ailleurs, sans même qu'il soit question d'émigrer, les habitudes alimentaires des Japonais ont connu des bouleversements importants au cours des 50 dernières années qui illustrent également le rôle de l'alimentation dans le développement du

Comparaison de l'incidence des cancers selon leur localisation primaire entre les habitants de la ville d'Ibadan (Nigeria) et les Blancs et les Noirs américains

Tableau 2

Localisation du cancer primaire	Incidence annuelle/million de personnes	États-Unis	
	Ibadan	Noirs	Blancs
Côlon	34	351	315
Rectum	34	204	225
Foie	272	77	36
Pancréas	55	225	124
Larynx	37	193	141
Prostate	134	651	275
Poumon	27	1 532	981
Sein	337	1 187	1 650
Utérus	42	407	714
Lymphosarcome	133	7	4

Source : *Doll, R. et Peto, R. (1981) J. Natl. Cancer Inst. 66, 1196-1305*

cancer. Par exemple, alors qu'il y a à peine 40 ans la consommation de viandes était extrêmement faible au Japon, elle a augmenté de plus de sept fois au cours des dernières années, multipliant par cinq le taux de cancer du côlon pour égaler celui des pays occidentaux. Il est donc extrêmement intéressant, quoique quelque peu alarmant, de constater à quel point l'adoption du mode de vie occidental a très nettement accru la fréquence de certains cancers.

L'IMPACT DE L'ALIMENTATION SUR LE CANCER

On estime actuellement que 30 % de tous les cancers sont directement liés à la nature du régime alimentaire des individus. Ce pourcentage énorme peut paraître étonnant, car les aliments que nous mangeons quotidiennement ne nous semblent pas constituer un facteur de risque aussi important que le tabagisme, par exemple. Pourtant, comme les figures et tableaux qui précèdent l'ont révélé, les modifications du régime alimentaire ont un réel impact sur le risque d'être affecté par un très grand nombre de cancers. En fait, la proportion de décès dus au cancer qui est directement liée à l'alimentation pourrait atteindre jusqu'à 90 % dans le cas des cancers du système gastro-intestinal (œsophage, estomac et côlon) !

Qu'est-ce qui, dans l'alimentation, peut influencer à ce point la probabilité de développer un cancer ? Plusieurs facteurs entrent évidemment en jeu, mais de récentes études épidémiologiques ont réussi à établir une relation étroite entre le manque d'apport en fruits et légumes et une hausse du taux de plusieurs cancers. Les résultats obtenus par plus de 200 de ces études sont spectaculaires (Tableau 3) : 80 % des études montrent qu'un apport important en fruits et légumes provoque une diminution importante du risque de développer un cancer, cet effet étant spécialement convaincant pour les cancers du système digestif, et que, en général, les personnes consommant le moins de fruits et légumes ont environ deux fois plus de probabilité de développer certains cancers que celles ayant la plus forte consommation de ces aliments.

Études épidémiologiques sur la relation entre les fruits et légumes et le développement du cancer *Tableau 3*

Aliments étudiés	Observation d'une diminution du risque	Nombre total d'études	% d'études suggérant une diminution du risque
Légumes en général	59	74	80
Fruits en général	36	56	64
Légumes crus	40	46	87
Légumes crucifères (brocoli, choux...)	38	55	69
Légumes de type *Allium* (ail, oignon, poireau...)	27	35	77
Légumes verts	68	88	77
Carottes	59	73	81
Tomates	36	51	71
Agrumes	27	41	66

Source : *World Cancer Research Fund/American Institute for Cancer Research*, 1997

Puisque l'alimentation des pays occidentaux, et plus particulièrement des Nord-Américains, est généralement caractérisée par un faible apport en fruits et légumes, les résultats de ces études suggèrent donc que cette carence alimentaire pourrait jouer un rôle clé dans la forte incidence de plusieurs cancers affectant actuellement l'Occident. C'est d'ailleurs pourquoi les brochures de santé publique occidentales recommandent de manger quotidiennement au moins cinq portions de fruits et légumes dans le cadre d'un régime alimentaire équilibré visant à se maintenir en bonne santé.

Le clivage Est-Ouest

Pour tenter de comprendre comment la nature du régime alimentaire peut contribuer aux différences d'incidence de plusieurs cancers observées entre l'Est et l'Ouest, il faut tout d'abord constater que ces deux cultures ont une perception radicalement opposée du rôle joué par la nourriture dans la vie quotidienne (Figure 4). En Occident, où manger est généralement perçu

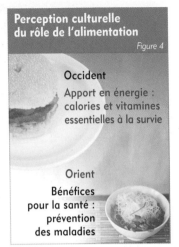

Perception culturelle du rôle de l'alimentation

Figure 4

Occident
Apport en énergie : calories et vitamines essentielles à la survie

Orient
Bénéfices pour la santé : prévention des maladies

comme un acte d'abord destiné à apporter à l'organisme une source d'énergie essentielle à sa survie, l'alimentation est surtout décrite comme un apport en calories et en vitamines. À l'opposé, en Asie, l'alimentation a toujours été associée au maintien de la santé, de sorte que l'apport d'aliments essentiels pour combler les besoins énergétiques ne peut donc se faire au détriment du bien-être physique et mental. Puisque l'apport en énergie est le principal objectif poursuivi par le régime alimentaire occidental, il ne faut pas s'étonner que celui-ci soit essentiellement basé sur la consommation de protéines et de graisses d'origine animale, comme la viande rouge et les produits laitiers, alors que des aliments moins riches en calories, comme les fruits et légumes, y occupent une place restreinte. À l'inverse, les Orientaux consomment fruits et légumes en abondance ; leur source principale de protéines provient souvent des légumineuses, en particulier du soja, ainsi que du poisson, et ils mangent peu de viandes rouges et autres aliments contenant des graisses animales saturées.

En plus de ce déséquilibre au profit des graisses saturées, plusieurs caractéristiques de l'alimentation occidentale laissent songeur quant à leur impact sur la santé. Entre autres, même s'il est indéniable que l'industrialisation et l'avancement technologique ont eu des effets positifs considérables sur notre mode de vie, les répercussions de cette industrialisation sur la nature et la qualité des aliments offerts aux consommateurs sont tout à fait catastrophiques. Les Occidentaux sont confrontés à une véritable avalanche d'aliments industriels préparés à grande échelle et utilisant des ingrédients de mauvaise qualité. Les farines à la base des pains et pâtisseries sont blanchies, raffinées et beaucoup trop finement moulues : leur absorption entraîne la libération de quantités phénoménales de sucre dans le sang. Les huiles végétales sont extraites à température élevée, ce qui change grandement leur composition chimique et provoque la formation de lipides toxiques pour l'organisme (comme les gras « trans », voir encadré pp. 220-221). Plusieurs produits, comme les salaisons, contiennent des agents de conservation qui peuvent être transformés en substances cancérigènes à la suite de leur ingestion, etc. La hantise quasi obsessionnelle de toute forme de graisse a déclenché une course aux aliments « sans gras » tellement fades et sans intérêt gustatif que des quantités énormes de sucre doivent être ajoutées pour leur donner du goût. Malheureusement, les gens cuisinent de moins en moins et se tournent souvent vers ces produits comme substituts, limitant du même coup la possibilité de contrôler adéquatement le contenu de leurs repas. La conséquence immédiate de cette industrialisation de l'alimentation est que le régime alimentaire occidental contemporain n'a plus rien à voir avec ce qui constituait l'essence même de l'alimentation humaine il y a à peine dix générations : le régime moderne contient au moins le double d'apport en matières grasses, un pourcentage de gras saturés par rapport aux gras insaturés beaucoup plus élevé, à peine le tiers de l'apport en fibres, une avalanche de sucre au détriment des glucides complexes et, paradoxalement, une réduction des substances essentielles par rapport au régime traditionnel.

Un autre effet pervers de l'industrialisation alimentaire réside dans la production à grande échelle, laquelle permet de rationaliser les coûts d'exploitation et de rendre la nourriture abondante et fort abordable pour la très grande majorité des gens. Or cette abondance incite un grand nombre d'individus à manger trop (et mal), surchargeant leur organisme de sucre et de lipides. Une des plus graves conséquences de cette surconsommation de graisses et de sucre est que la surcharge calorique qui s'ensuit mène directement au développement de l'obésité. À preuve, durant toute la période où le credo « anti-gras » a été le plus en vogue, c'est-à-dire de 1980 à 2000, le pourcentage d'Américains obèses a plus que doublé, passant de 12 à 28 % de la population, et pas moins de 65 % d'entre eux ont aujourd'hui un excès de poids. Ces statistiques sont dramatiques, car l'obésité amène avec elle son contingent de maladies cardio-vasculaires, de diabète de type II, de rétinopathies (maladies de la rétine), de divers troubles respiratoires et autres, qui sont inévitablement associés à la surcharge corporelle.

Même si les médias ont commencé à sensibiliser la population sur les problèmes engendrés par l'obésité, trop peu de personnes ont conscience du fait que cette maladie constitue à elle seule le facteur d'origine alimentaire le plus important de développement des cancers. Une étude américaine récente portant sur 900 000 individus présentant un excès de poids a montré une hausse marquée du risque de plusieurs types de cancer chez ces personnes, dont le cancer de l'endomètre, du sein, du côlon, de l'œsophage et du rein. De nos jours, l'obésité serait responsable de 35 % des morts liées au cancer du côlon chez les hommes et, statistique alarmante, de près de 60 % des décès causés par le cancer de l'endomètre chez les femmes. Ainsi, un indice de masse corporelle (poids en kilos divisé par le carré de la taille en mètre) supérieur à 25 serait responsable de 10 % de toutes les morts liées au cancer chez des Américains *non fumeurs*.

Comme nous l'avons dit, les Japonais émigrés en Occident ont vu leur risque d'être affectés par certains cancers, comme ceux du sein et de la prostate, être multiplié par dix. On note également que tous les pays européens et asiatiques qui ont modifié leurs traditions alimentaires pour intégrer celles en vogue en Amérique subissent eux aussi une augmentation fulgurante des niveaux d'obésité, de cancer du côlon et de la prostate, ainsi que de maladies cardiovasculaires, toutes des maladies relativement rares chez eux auparavant. En dépit de ces statistiques alarmantes, la publicité sur la « malbouffe » et la restauration rapide est malheureusement omniprésente et vise, tragiquement, un public de plus en plus jeune, adolescents et enfants. Nous acceptons, avec une remarquable passivité, ce matraquage promotionnel de trios composés de hamburgers gigantesques et de litres de boisson gazeuse, aux chips bourrées de gras « trans » et d'acrylamide et autres « collations » constamment annoncées aux heures de grande écoute télévisuelle. Accepter la promotion de ce type d'alimentation revient à se résigner à dépenser des sommes considérables pour soigner les problèmes de santé des générations futures. Il faut absolument cesser de considérer l'alimentation comme un acte strictement destiné à assouvir la faim et qui n'a aucune conséquence sur la santé humaine.

Il ne fait donc aucun doute qu'une modification importante de ce régime alimentaire représente un objectif incontournable de toute stratégie de prévention destinée à réduire le nombre des cancers affectant la population occidentale. Heureusement, de plus en plus de gens qui désirent modifier leurs habitudes alimentaires peuvent compter sur un nombre toujours croissant de produits d'excellente qualité, fabriqués avec des ingrédients sains et qui peuvent véritablement contribuer à une meilleure santé générale. La très grande majorité des supermarchés possèdent maintenant un rayon où ces aliments sont en vedette, sans compter les innombrables marchés qui permettent de se familiariser avec des ingrédients typiques des cuisines du monde entier et qui nous étaient pour la plupart inconnus il y a à peine 30 ans. En fait, si la mondialisation a des répercussions néfastes pour les peuples qui adhèrent au mode de vie occidental, les Occidentaux, eux, bénéficient de la diffusion des traditions culinaires d'autres cultures.

Il existe incontestablement une alternative à la « malbouffe » occidentale pour ceux qui tiennent à manger sainement et à se prémunir contre des maladies aussi graves que le cancer.

Le but de ce livre n'est pas de proposer un régime alimentaire au sens strict du terme. Il existe selon nous d'excellents ouvrages (voir la bibliographie) qui ont décrit avec beaucoup de rigueur et de clarté les principes de base d'une alimentation saine et équilibrée et dans lesquels vous pouvez trouver toutes les informations pertinentes sur les façons d'avoir un apport équilibré en protéines, lipides et sucres ainsi qu'en vitamines et minéraux. Nous souhaitons plutôt apporter un point de vue de chercheurs qui s'intéressent au rôle de l'alimentation sur le développement du cancer et mieux faire connaître un certain nombre d'aliments qui peuvent véritablement contribuer à diminuer le risque de développer cette maladie. Ces recommandations s'appuient évidemment sur le rôle bien établi des fruits et des légumes comme composante fondamentale de tout régime alimentaire destiné à combattre le cancer, mais elles tiennent également compte de nouvelles données scientifiques qui suggèrent que la nature des fruits et légumes pourrait jouer un rôle aussi important que la quantité consommée, car certains aliments constituent des sources privilégiées de molécules anticancéreuses.

Au cours des cinq dernières années, notre laboratoire de recherche s'est énormément intéressé à l'identification de molécules anticancéreuses présentes dans ces aliments ainsi qu'à la compréhension des mécanismes par lesquels ces molécules préviennent le développement du cancer. Si ces travaux nous ont permis d'identifier plusieurs molécules anticancéreuses d'origine nutritionnelle, les résultats obtenus sont publiés dans des revues spécialisées, de sorte que les bienfaits que ces aliments peuvent avoir sur la prévention du cancer et sur la santé publique demeurent en général peu connus.

C'est dans cet esprit qu'est né le projet de vulgariser les données scientifiques démontrant le rôle crucial de l'alimentation dans le développement du cancer, de sorte que le plus grand nombre possible de gens puisse tirer profit des plus récentes découvertes. Nous espérons réussir à vous communiquer notre conviction qu'un régime alimentaire basé sur un apport constant en aliments riches en composés anticancéreux représente une arme indispensable pour contrer le cancer.

EN RÉSUMÉ

• Le mode de vie des individus joue un rôle prépondérant sur les risques de développer un cancer.

• Environ le tiers des cancers sont directement reliés à la nature du régime alimentaire.

• Une alimentation diversifiée, riche en fruits et légumes, couplée au contrôle de l'apport calorique de façon à éviter l'excès de poids constitue une façon simple et efficace de réduire significativement les risques d'être touché par le cancer.

> **Connais ton ennemi
> et connais-toi toi-même ;
> eussiez-vous cent guerres à soutenir,
> cent fois vous serez victorieux.**

Sun Tzu, *L'Art de la guerre*

CHAPITRE 2

Qu'est-ce que le cancer ?

En dépit de décennies de recherche acharnée et financée à coups de milliards de dollars, un grand nombre de cancers demeurent impossibles à traiter, et même lorsque des traitements sont disponibles contre certains cancers, la survie à long terme des patients demeure encore trop souvent en deçà des attentes. À plusieurs occasions, de nouveaux médicaments suscitant beaucoup d'enthousiasme se sont avérés beaucoup moins efficaces que prévu, et même, dans certains cas, absolument inefficaces. Qu'est-ce qui rend le cancer si difficile à traiter ? Il s'agit d'une question cruciale sur laquelle nous devons nous attarder avant d'aborder les nouveaux moyens par lesquels nous pouvons espérer lutter contre cette maladie.

Il est capital de bien connaître son ennemi, bien sûr, mais rassurez-vous, notre intention n'est pas de décrire de façon détaillée tous les événements moléculaires qui mènent à la formation des cancers ; selon nous, ce genre de description ne ferait qu'illustrer à quel point le cancer est une maladie complexe et n'apporterait rien de véritablement nouveau ou d'utile pour la compréhension des moyens qui peuvent être utilisés pour réduire la fréquence de la maladie. Cependant, par analogie avec les personnes qui nous entourent, il est souvent possible de connaître les grandes lignes du caractère, des motivations, des forces et des faiblesses d'un individu sans pour autant avoir à nécessairement connaître tous les détails de sa vie. C'est un peu ce que ce chapitre vous propose : apprendre à connaître une cellule cancéreuse en vous attardant seulement aux grandes lignes de sa « personnalité », aux motivations qui la poussent à envahir les tissus environnants et à croître au point de menacer la vie de la personne ; découvrir ce qui lui permet d'y arriver et, plus important encore, identifier ses faiblesses afin de mieux vous défendre contre elle. Cet exercice peut paraître difficile au lecteur peu familiarisé avec la biologie ou les sciences en général, mais il en vaut véritablement la peine. C'est en comprenant ce qu'est le cancer qu'on apprend à quel point cette maladie est un ennemi redoutable qu'il faut considérer avec le plus grand respect pour éviter qu'il nous assaille. Mais, surtout, c'est en comprenant ce qu'est le cancer qu'on apprend à exploiter ses faiblesses pour le tenir à distance.

LA RACINE DU MAL : LA CELLULE

La cellule est l'unité à la base de tout ce qui vit sur Terre, de la plus humble bactérie, qui ne contient qu'une seule cellule, jusqu'aux organismes complexes comme l'humain, qui en contiennent plus de 60 000 milliards. Cette petite structure d'à peine 10-100 μm (un μm est un millième de mm) est un véritable chef-d'œuvre de la nature, un puzzle d'une complexité inouïe qui continue d'émerveiller les scientifiques cherchant à percer ses secrets. Évidemment, la cellule est encore loin d'avoir dévoilé tous ses mystères, mais on sait déjà que c'est le dérèglement de certaines de ses fonctions qui joue un rôle essentiel dans le développement du cancer. D'un point de vue scientifique, le cancer est donc d'abord et avant tout une maladie de la cellule.

Pour mieux comprendre la cellule, comparons-la à une ville où toutes les fonctions essentielles au bien-être de la communauté auraient été réparties dans des lieux différents de façon à ce que les travailleurs profitent de conditions optimales pour accomplir leur travail. Dans le cadre du développement du cancer, quatre principaux constituants de la cellule jouent un rôle important (Figure 5).

Le noyau

C'est la bibliothèque de la cellule, l'endroit où sont entreposés tous les textes de lois, les gènes, qui régissent le fonctionnement de la ville. Les cellules contiennent environ 25 000 lois dispersées au sein d'un texte volumineux, l'ADN, lequel est rédigé dans un alphabet étrange composé de seulement quatre lettres, A, T, C et G. La lecture de ces lois est importante, car elle dicte à la cellule son comportement en l'amenant à fabriquer des protéines essentielles à son bon fonctionnement et à sa réponse à tout changement de son environnement. Par exemple, une alerte signalant que la cellule est en train de

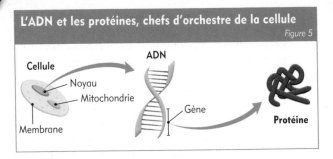

L'ADN et les protéines, chefs d'orchestre de la cellule

Figure 5

manquer de sucre sera immédiatement suivie par la lecture d'une loi autorisant la fabrication de nouvelles protéines spécialisées dans le transport de sucre, menant ainsi au rétablissement de réserves suffisantes pour que la cellule parvienne à survivre. Lorsqu'il survient des erreurs dans la lecture de ces lois, les protéines formées sont incapables de remplir correctement leur fonction et peuvent alors contribuer au développement du cancer.

Les protéines

Les protéines sont la « main-d'œuvre » de la ville, les molécules qui exercent la plupart des fonctions nécessaires au maintien de la cohésion de la cellule : transport des substances nutritives à partir de la circulation sanguine, communication des messages provenant de l'étranger pour informer la cellule des changements dans le monde extérieur, transformation des substances nutritives pour produire de l'énergie, etc. Plusieurs protéines sont des enzymes, c'est-à-dire les « artistes » de la cellule, car elles possèdent la capacité de transformer des substances inutilisables en produits essentiels à la vie de la cellule. Un certain nombre d'enzymes permettent également à la cellule de s'adapter rapidement à tout changement de l'environnement en modifiant subtilement la fonction d'autres protéines. En ce sens, il est primordial pour la cellule de toujours veiller à ce que la lecture des lois qui dictent la production de ces enzymes soit fidèle au texte original, car une mauvaise lecture provoque la fabrication de protéines modifiées qui ne sont plus capables d'accomplir correctement leur travail ou qui font preuve d'un excès de zèle incompatible avec le bon équilibre de la cellule. Le cancer est donc toujours causé par des erreurs de fabrication des protéines, et notamment des enzymes.

La mitochondrie

C'est la centrale énergétique de la ville, l'endroit où l'énergie contenue dans la structure des molécules provenant de la nourriture (sucres, protéines, lipides) est convertie en énergie cellulaire (ATP). L'oxygène est utilisé comme combustible pour cette fonction, ce qui malheureusement provoque la formation de déchets toxiques, appelés radicaux libres. Ces déchets peuvent agir comme éléments déclencheurs du cancer en introduisant des modifications aux textes de lois (gènes), c'est-à-dire des mutations entraînant des erreurs dans la fabrication des protéines.

La membrane plasmique

Cette structure qui entoure la cellule est formée de lipides et de certaines protéines et agit comme une muraille destinée à contenir toutes les activités de la cellule en un même endroit. La membrane plasmique joue un rôle extrêmement important, car elle agit comme barrière entre l'intérieur de la cellule et le milieu extérieur, une sorte de filtre qui trie les substances qui peuvent entrer dans la cellule et celles qui en sortent. Elle contient plusieurs protéines appelées *récepteurs* qui détectent les signaux chimiques présents dans la circulation sanguine et qui transmettent à la cellule les messages codés par ces signaux de façon à lui permettre de réagir aux variations de l'environnement. Cette fonction est capitale pour la cellule et on comprendra qu'une mauvaise lecture des gènes contrôlant la production de ces protéines peut avoir des conséquences dramatiques. En effet, lorsqu'une cellule ne parvient plus à comprendre ce qui se passe à l'extérieur, elle perd ses repères et commence à se comporter de façon autonome sans se préoccuper des autres cellules environnantes... Un comportement très dangereux qui peut mener au cancer.

LES CONTRAINTES DE LA VIE DE GROUPE...

Qu'est-ce qui pousse une cellule à devenir cancéreuse ? La plupart des gens savent que le cancer est dû à une multiplication excessive de cellules, mais en règle générale, les raisons qui favorisent le développement d'un tel comportement demeurent mystérieuses. Comme dans n'importe quelle analyse psychologique moderne, c'est dans l'enfance de la cellule que se trouve la réponse...

La cellule actuelle est le résultat de l'évolution d'une cellule primitive apparue sur Terre il y a environ 3,5 milliards d'années, qui ressemblait beaucoup plus à une bactérie qu'à celle que nous connaissons maintenant. Au cours de cette longue période, cette cellule ancestrale a été soumise à d'énormes variations dans son environnement (rayons UV, niveau d'oxygène, etc.) qui l'ont forcée à rechercher sans cesse et « à tâtons » la modification pouvant lui conférer la meilleure chance de survie. Cette grande faculté d'adaptation de la cellule est due à sa capacité de modifier ses gènes pour permettre la production de nouvelles protéines plus efficaces pour faire face aux nouvelles difficultés. On doit donc comprendre que les gènes des cellules, les fameuses « lois » évoquées précédemment, ne sont pas immuables ; dès que la cellule sent qu'elle aurait avantage à modifier ces lois pour contourner une difficulté, elle en change le texte dans l'espoir d'y parvenir : c'est ce qu'on appelle une mutation. Cette faculté qu'ont les cellules de faire muter leurs gènes est donc une caractéristique essentielle de la vie sans laquelle nous n'aurions jamais vu le jour.

Il y a environ 600 millions d'années, les cellules ont pris la « décision » qui, de toute l'histoire de l'évolution, allait avoir le plus de conséquences sur la nature de la vie sur Terre : elles ont commencé à cohabiter pour former les premiers organismes contenant plusieurs cellules. Il s'agissait d'un changement radical dans la « mentalité » même de la cellule, car cette cohabitation impliquait que la survie de l'organisme prime sur celle des cellules individuelles. Si bien que la recherche constante d'améliorations pour s'adapter aux changements de l'environnement ne pouvait plus se faire au détriment des autres cellules de l'organisme. Autrement dit, d'individualistes, les cellules sont graduellement devenues altruistes et ont, d'une certaine façon, renoncé à leur liberté fondamentale de transformer leurs gènes comme elles le voulaient. Cette évolution a été retenue, car elle procurait des avantages considérables, le plus important étant que les différentes cellules pouvaient se répartir les tâches de façon à mieux interagir avec l'environnement. Par exemple, dans un organisme primitif, certaines cellules sont devenues expertes dans les tâches liées à l'identification de substances nutritives présentes dans leur environnement immédiat tandis que d'autres se sont plutôt spécialisées dans la digestion des aliments de façon à procurer de l'énergie à l'organisme. Afin de parvenir à cette spécialisation, les cellules ont modifié leurs lois pour former de nouvelles sortes de protéines qui amélioraient leur performance et leur permettaient d'accomplir encore plus efficacement leur tâche. Cette faculté d'adaptation est à la base de l'évolution ; mais dans le cas d'organismes multicellulaires, cette adaptation doit absolument profiter à l'ensemble des cellules de l'organisme.

Chez l'être humain, la spécialisation des cellules a atteint des sommets de complexité. En effet, il est difficile de concevoir qu'une cellule de la peau, par exemple, ait un quelconque degré de parenté avec une cellule du rein. Ou encore que les cellules composant les muscles possèdent une origine commune avec les neurones qui nous permettent de réfléchir. Pourtant, toutes les cellules du corps humain possèdent le même bagage génétique, les mêmes textes de lois dans leur noyau. Si la cellule de la peau est différente de celle du rein, ce n'est pas parce que ces deux types de cellules n'ont pas les mêmes gènes, mais plutôt parce qu'elles n'utilisent pas les mêmes gènes pour accomplir leurs fonctions. Autrement dit, chaque cellule du corps humain utilise seulement les gènes qui sont compatibles avec sa fonction ; ce phénomène est appelé différenciation cellulaire. Le maintien de cette différenciation cellulaire est crucial pour le bon fonctionnement de l'organisme ; en effet, si les neurones qui nous permettent de réfléchir décidaient subitement de se comporter en cellules de la peau et de ne plus transmettre d'influx nerveux, c'est tout l'organisme qui en souffrirait. Même chose pour n'importe lequel de nos organes ; chaque type de cellules doit accomplir la tâche qui lui est assignée pour le bien-être de toutes les cellules (l'organisme). Quand on pense que le corps humain contient 60 000 milliards de cellules, toutes à l'écoute les unes des autres, on ne peut qu'être émerveillé par l'ordre qui émane d'une telle complexité.

LA DÉSOBÉISSANCE CIVILE

Si le bon fonctionnement d'un organisme aussi complexe que l'être humain nécessite la répression complète des instincts de survie ancestraux des cellules, ainsi que la mise en commun de toutes leurs ressources, on peut facilement imaginer que le maintien de ces fonctions est un phénomène fragile et constamment sujet à des tentatives de « rébellion » de la part de cellules qui souhaitent retrouver leur liberté d'action. C'est exactement ce qui se passe tout au long de notre existence : dès qu'une cellule subit une agression extérieure, qu'elle soit causée par une substance cancérigène, un virus ou encore par un surplus de radicaux libres, son premier réflexe est d'interpréter cette agression comme une épreuve qu'elle doit affronter du mieux qu'elle le peut, en mutant ses gènes de façon à contourner cet obstacle. Malheureusement pour nous, ces agressions sont courantes au cours de notre vie, de sorte que plusieurs cellules endommagées se rebellent et oublient par là même leur fonction essentielle à l'ensemble de l'organisme. Heureusement, pour éviter que la cellule endommagée n'acquière trop d'autonomie, la « bonne volonté » des cellules est strictement encadrée par certaines règles qui assurent que le comportement social soit toujours respecté, ce qui permet d'éliminer rapidement les cellules rebelles et d'assurer le maintien des fonctions vitales.

Cependant, l'application de ces règles n'est pas parfaite et certaines cellules parviennent à trouver les mutations de gènes qui leur permettront de contourner ces règlements et de former un cancer.

Autrement dit, un cancer surgit lorsqu'une cellule cesse de se résigner à jouer le rôle qui lui a été assigné et n'accepte plus de coopérer avec les autres pour mettre ses ressources au profit

Règle 1

Interdiction de se reproduire, sauf pour remplacer une cellule endommagée ou morte.

Règle 2

Interdiction de se maintenir en vie si des dommages sont détectés dans la structure de la cellule, en particulier au niveau de l'ADN. Si les dommages sont trop importants, le suicide est obligatoire !

de toutes les autres cellules d'un organisme. Cette cellule est devenue un hors-la-loi qui s'isole de ses semblables, ne répond plus aux ordres transmis par la société dans laquelle elle se trouve et n'a désormais qu'une seule chose en tête : assurer sa propre survie et celle de ses descendants. Tout peut alors arriver : la cellule rebelle a retrouvé ses instincts de survie ancestraux.

LE DÉVELOPPEMENT DU CANCER

Il est important de comprendre que cette transformation de la cellule ne signifie pas pour autant qu'un cancer va immédiatement se développer dans l'organisme. Nous allons le voir plus tard, ce comportement délinquant de la cellule se produit régulièrement au cours de la vie d'un individu sans, heureusement, nécessairement dégénérer en cancer. Il faut plutôt voir le développement du cancer comme un phénomène graduel, pouvant évoluer en sourdine pendant plusieurs années, voire plusieurs décennies, avant de provoquer la manifestation de symptômes. Cette « lenteur » du cancer à se développer est extrêmement importante pour nous, car, comme nous allons le voir tout au long de ce livre, elle nous donne une occasion en or d'intervenir à plusieurs étapes de son développement et de bloquer l'évolution de la cellule transformée vers une cellule cancéreuse mature. Bien que chaque cancer possède des facteurs déclencheurs qui lui sont propres, tous les cancers suivent en gros le même processus de développement, lequel se divise en trois grandes étapes : l'initiation, la promotion et la progression (Figure 6).

1. L'initiation

L'initiation est, comme son nom l'indique, l'étape initiale du processus cancéreux, celle où l'exposition des cellules à une substance cancérigène provoque un dommage irréversible à l'ADN des cellules et l'apparition d'une mutation. Les rayons ultraviolets, certains virus, la fumée de cigarette ou encore des substances cancérigènes présentes dans les aliments possèdent tous la capacité de provoquer ces dommages et ainsi d'initier un cancer.

À quelques exceptions près, à ce stade les cellules « initiées » ne sont cependant pas encore suffisamment activées pour être jugées cancéreuses; elles ont plutôt le *potentiel* de former des tumeurs si jamais l'exposition aux agents toxiques continue régulièrement ou encore si un facteur de promotion permet à la cellule initiée de poursuivre ses tentatives de trouver de nouvelles mutations qui peuvent l'aider à se développer de façon autonome. Comme nous le verrons, certaines molécules présentes dans l'alimentation ont la propriété de maintenir ces tumeurs potentielles dans un état latent et peuvent donc empêcher le développement du cancer.

2. La promotion

Au cours de cette étape, la cellule initiée contourne les règles 1 et 2 décrites plus haut et atteint ainsi le seuil critique de cellule transformée. La très grande majorité des travaux de recherche actuellement en cours sur le cancer porte sur l'identification des facteurs qui permettent aux cellules de contourner ces deux règles. Généralement, pour parvenir à désobéir à la règle 1, les cellules cancéreuses libèrent de grandes quantités de protéines qui permettent aux cellules de croître de façon autonome, sans aide extérieure. Parallèlement, la cellule qui cherche à devenir cancéreuse doit absolument se débarrasser des protéines qui sont responsables de l'application de la règle 2, sans quoi tous ses efforts seront immédiatement contrés par un mécanisme de suicide cellulaire appelé *apoptose* (encadré). Dans les deux cas, les mutations provoquant une modification dans la fonction des protéines entraîneront une croissance incontrôlée des cellules modifiées et les rendront immortelles. Il s'agit cependant d'une étape difficile qui s'échelonne sur une longue période de temps (de 1 à 40 ans), car la cellule doit multiplier les tentatives de mutation dans l'espoir d'acquérir les caractéristiques nécessaires à sa croissance. Les facteurs qui favorisent la désobéissance aux deux grandes règles qui régissent la vie de la cellule demeurent encore très mal connus, mais il est possible que les hormones, les facteurs de croissance de même que les niveaux de radicaux libres jouent tous un rôle

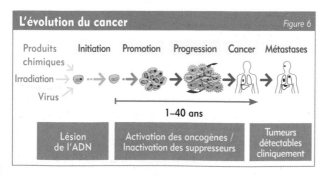

L'évolution du cancer *Figure 6*

Produits chimiques — Initiation — Promotion — Progression — Cancer — Métastases

Irradiation —

Virus —

1–40 ans

| Lésion de l'ADN | Activation des oncogènes / Inactivation des suppresseurs | Tumeurs détectables cliniquement |

Les instincts suicidaires des cellules

La cellule a élaboré un programme extrêmement détaillé et musclé pour forcer à la retraite les cellules endommagées ou n'étant plus fonctionnelles : le suicide ! L'apoptose permet à l'organisme de détruire une cellule « proprement » sans provoquer de dommages pour les cellules avoisinantes et sans engendrer de réactions inflammatoires au niveau des tissus. Il s'agit donc d'un phénomène essentiel qui participe à plusieurs processus physiologiques comme le développement embryonnaire, l'élimination de cellules immunitaires incompétentes et, point névralgique dans le cas du cancer, la destruction de cellules qui montrent des dommages importants au niveau de l'ADN.

dans cette étape cruciale. On peut néanmoins penser que la phase de promotion est celle qui offre le plus grand champ d'intervention pour la prévention du développement du cancer, car plusieurs des facteurs impliqués peuvent être contrôlés en bonne partie par le mode de vie des individus. Comme nous le verrons en détail dans les chapitres suivants, il ne fait aucun doute que plusieurs facteurs d'origine alimentaire peuvent influencer positivement cette étape en contraignant la future tumeur à demeurer à ce stade précoce. Cette prévention est capitale, car les cellules transformées qui ont réussi à franchir les deux premières étapes sont devenues extrêmement dangereuses et vont le devenir encore plus au cours de la phase de progression.

3. La progression

C'est véritablement au cours de ce processus que la cellule transformée acquiert son indépendance et des caractéristiques de plus en plus malignes qui lui permettent d'envisager d'envahir le tissu dans lequel elle est localisée et même de se répandre dans d'autres tissus de l'organisme sous forme de métastases. Toutes les tumeurs ayant réussi à atteindre ce stade possèdent six caractéristiques communes, qui peuvent être considérées comme la « signature » de ce qu'est un cancer à l'état mature.

L'apparition d'une tumeur n'a donc rien d'un phénomène instantané, elle est plutôt le résultat d'un long processus qui s'échelonne sur plusieurs années où la cellule, « réveillée » par le contact avec une substance cancérigène, se transforme pour venir à bout des multiples embûches présentes tout au long de son développement. Le point le plus important de ce long processus reste que, pendant de nombreuses années, des décennies même, les cellules cancéreuses demeurent extrêmement vulnérables et que seulement quelques-unes d'entre elles réussiront à atteindre un stade malin. Cette vulnérabilité fait

Les six signatures du cancer

1. **Croissance anarchique :** les cellules cancéreuses parviennent à se reproduire même en l'absence de signaux chimiques.

2. **Refus d'obéir aux ordres d'arrêt de croissance** émis par les cellules situées à proximité et qui perçoivent le danger encouru par le tissu.

3. **Résistance au suicide par apoptose,** évitant ainsi le contrôle par les mécanismes de protection de la cellule.

4. **Capacité de provoquer la formation de nouveaux vaisseaux sanguins par angiogenèse,** permettant l'apport en oxygène et nourriture essentiels à la croissance.

5. **Immortalité :** l'acquisition de toutes ces caractéristiques fait en sorte de rendre les cellules cancéreuses immortelles, capables de se reproduire indéfiniment.

6. **Capacité d'envahir et de coloniser les tissus de l'organisme,** d'abord de façon localisée, puis en se répandant sous forme de métastases.

en sorte qu'il est possible d'interférer à plusieurs endroits avec le développement de la tumeur et de prévenir ainsi l'apparition du cancer. Nous allons insister sur ce point tout au long de ce livre, car il s'agit d'un aspect crucial pour réduire les décès par cancer : il faut attaquer la tumeur pendant qu'elle est vulnérable si on veut vraiment diminuer le nombre de cancers dans nos sociétés. En retrouvant, pour ainsi dire, les instincts originels de ses ancêtres qui devaient assurer leur survie de façon autonome, la cellule tumorale acquiert une force redoutable. Et c'est ce qui rend le cancer si difficile à combattre : essayer de détruire ces cellules primitives, c'est comme tenter d'éliminer la force d'adaptabilité qui nous a engendrés. C'est combattre les forces à l'origine même de la vie.

EN RÉSUMÉ

- Le cancer est une maladie causée par le dérèglement des fonctions de la cellule et au cours duquel celle-ci acquiert progressivement des caractéristiques qui lui permettent de croître et d'envahir les tissus de l'organisme.

- L'acquisition de ces propriétés cancéreuses s'échelonne cependant sur un grand laps de temps, une période de latence qui offre une occasion en or d'intervenir afin d'empêcher les tumeurs de parvenir au stade mature.

Semez la dissension parmi leurs chefs, fournissez des sujets de colère aux uns contre les autres (…), faites en sorte qu'ils manquent de vivres et de munitions (…), voilà à peu près ce que vous devez faire si vous voulez tromper par l'adresse et par la ruse.

Sun Tzu, *L'Art de la guerre*

CHAPITRE 3

Du sang neuf dans le traitement du cancer : l'angiogenèse

LE TRAITEMENT DU CANCER : LES APPROCHES ACTUELLES

Si, comme nous venons de le voir, les cellules cancéreuses ont évolué pour faire face à plusieurs obstacles et sont devenues, au cours de ce processus, extrêmement résistantes, il ne faut donc pas s'étonner que le cancer demeure encore aujourd'hui une maladie très difficile à traiter, surtout lorsque le diagnostic de la tumeur est tardif et le cancer bien établi. Des progrès considérables ont cependant été réalisés au cours des dernières années dans le traitement de plusieurs cancers, grâce notamment au développement de nouveaux médicaments et de procédures de détection des tumeurs à un stade précoce. Il existe néanmoins de très grandes variations dans le taux de succès du traitement selon le type de cancer. Ainsi, si les taux de guérison (mesurés par l'absence de récidive de la tumeur après cinq ans) du cancer du sein ou de la prostate peuvent atteindre 70 %, des cancers comme ceux du poumon, du pancréas ou encore de l'œsophage ne laissent que peu de chances aux personnes atteintes, avec des taux de survie n'excédant pas 20 %. Globalement, il est estimé que, tous cancers confondus, 60 % seulement des patients atteints seront encore en vie après cinq ans.

Contrairement à plusieurs maladies, il n'y a pas de procédure universelle utilisée pour traiter le cancer. Le type de cancer, sa taille et sa localisation dans l'organisme ainsi que la nature des cellules qui le composent (ce qu'on appelle communément le stade), de même que l'état de santé général du patient, représentent tous des paramètres importants pour le choix de la meilleure stratégie de traitement. En gros, il existe actuellement trois grands types de traitement : l'excision des tumeurs par la chirurgie, la radiothérapie et la chimiothérapie. La plupart du temps, ces différents types de traitement sont utilisés simultanément ou encore de façon séquentielle. En effet, une procédure assez courante consiste à exciser la tumeur par chirurgie, suivie d'un traitement de radiothérapie ou de chimiothérapie pour éliminer les cellules cancéreuses résiduelles.

La chirurgie

Historiquement, la chirurgie a été le premier traitement utilisé contre le cancer et, même de nos jours, elle demeure encore souvent le traitement de première ligne, surtout si la tumeur est diagnostiquée à un stade précoce et est bien localisée. Le but de la chirurgie est d'enlever en totalité la tumeur ou, dans certains cas, l'organe où elle se trouve. La principale limite de la chirurgie est de ne pas pouvoir éliminer toutes les cellules cancéreuses, en particulier les petits foyers contenant de petites tumeurs indétectables.

La radiothérapie

Le but de la radiothérapie est de détruire les cellules cancéreuses en les soumettant à des rayons X ou gamma de haute énergie. C'est un traitement local, appliqué sur une zone précise pour préserver autant que possible les tissus sains, car ces rayons tuent également les cellules normales. La radiothérapie est une méthode très utilisée pour traiter le cancer et environ 50 % des patients atteints en Amérique du Nord y seront soumis, la plupart du temps en association avec la chirurgie et la chimiothérapie.

La chimiothérapie

La chimiothérapie est sans aucun doute le traitement contre le cancer qui suscite le plus de crainte dans la population, étant généralement perçue négativement surtout à cause des nombreux effets secondaires subis par les patients. Pourtant, malgré ses nombreux effets indésirables, la chimiothérapie constitue une arme de choix pour les oncologues, car l'administration de médicaments par voie intraveineuse permet d'atteindre les cellules cancéreuses disséminées dans l'organisme, ce qui est impossible par la chirurgie ou la radiothérapie.

Tous les médicaments utilisés en chimiothérapie sont des poisons cellulaires extrêmement puissants qui arrivent à tuer les cellules en les empêchant de se reproduire. Puisque les cellules cancéreuses se reproduisent plus souvent que les cellules normales, la chimiothérapie permet d'éradiquer les cellules cancéreuses avec un minimum d'impact sur les cellules normales. Par contre, certaines cellules normales, comme celles qui tapissent l'intestin de même que les cellules de la moelle osseuse, doivent également se diviser régulièrement pour remplir correctement leur fonction et ces cellules sont donc forcément attaquées par les médicaments de chimiothérapie, un phénomène qui contribue significativement à leurs effets toxiques.

LES LIMITES DES APPROCHES ACTUELLES

En dépit des progrès importants réalisés au cours des dernières années, il faut bien admettre que le cancer constitue toujours un problème de santé publique majeur et que les moyens de le traiter demeurent encore trop souvent inadéquats. Les deux grandes limites des thérapies actuelles sont les suivantes :

Les effets secondaires. Un des principaux problèmes des médicaments de chimiothérapie est leur toxicité envers plusieurs cellules saines de l'organisme, qui provoque de multiples effets secondaires. Mentionnons entre autres la baisse des cellules immunitaires et des plaquettes, l'anémie, les troubles digestifs (nausée, atteinte des muqueuses digestives), la perte des cheveux (alopécie), sans compter différentes complications cardiaques, rénales ou autres. En conséquence, la durée du traitement est souvent limitée par ces effets secondaires et ne permet parfois pas d'éliminer complètement les cellules cancéreuses. De plus, certains médicaments de chimiothérapie utilisés dans le traitement de plusieurs tumeurs provoquent des mutations dans l'ADN ; ces médicaments sont donc cancérigènes et peuvent augmenter les risques de cancer à plus ou moins long terme.

La résistance. Si l'utilisation des médicaments de chimiothérapie constitue, malgré les effets secondaires, une amélioration dans le traitement de certains types de cancers, il n'en demeure pas moins que plusieurs cancers ne peuvent être guéris à l'aide de ces médicaments. Cela peut paraître étonnant compte tenu de leur puissante action en tant que poisons cellulaires, mais le traitement du cancer fait face à un obstacle de taille : la résistance. En effet, si de façon générale tous les cancers sont fortement diminués ou même éradiqués par une chimiothérapie (on dit alors que les tumeurs « répondent » au traitement), il y a malheureusement souvent récidive de la tumeur au bout d'un certain temps. Ces récidives sont généralement de mauvais augure, car ces nouvelles tumeurs sont souvent devenues résistantes non seulement au médicament utilisé lors du premier traitement, mais dans certains cas à d'autres médicaments. Comme nous l'avons vu dans le chapitre précédent, les cellules cancéreuses parvenues au stade de tumeurs sont devenues extrêmement polyvalentes et capables de s'adapter à une foule de conditions hostiles. Dans le cas du traitement par chimiothérapie, un mécanisme qui est souvent utilisé par les cellules tumorales pour s'adapter au poison est de fabriquer certaines protéines qui « pompent » les médicaments hors de la cellule et les empêchent donc de causer des dommages. Un autre mécanisme consiste également à se débarrasser de gènes qui les obligeraient à se suicider lorsque le médicament parvient à entrer dans la cellule. Bref, même si un traitement par chimiothérapie réussit à tuer 99,9 % des cellules cancéreuses, il suffit qu'une seule d'entre elles ait réussi à acquérir un nouveau caractère qui lui confère une résistance face au médicament pour que renaisse une tumeur composée cette fois des clones de cette cellule tumorale, encore plus dangereux que les cellules de la tumeur précédente. Comme nous l'avons dit, il ne faut peut-être pas s'étonner outre mesure de la capacité d'adaptation des cellules cancéreuses ; ce mécanisme d'adaptation est à la base de la vie sur Terre. Même des cellules moins évoluées sont souvent capables de trouver des moyens de résister aux obstacles rencontrés, comme en témoigne la recrudescence de certaines maladies liée à la résistance des bactéries à plusieurs classes d'antibiotiques.

AFFAMER LA TUMEUR EN BLOQUANT LA FORMATION DE VAISSEAUX SANGUINS

Y a-t-il une faille dans l'armure des cellules tumorales qui nous permettrait d'améliorer nos chances de les vaincre ? La réponse est oui. La cellule cancéreuse, malgré toute sa force, sa polyvalence et son énorme potentiel à s'adapter aux conditions hostiles des tissus avoisinants, demeure cependant extrêmement dépendante de ses besoins énergétiques. En effet, pour croître, la tumeur a besoin d'un apport constant en oxygène et en nourriture. Pour se procurer ces deux combustibles essentiels à leur prolifération, les cellules cancéreuses ont élaboré un stratagème très efficace : aussitôt qu'une carence en oxygène et en nourriture se manifeste, elles sécrètent des signaux chimiques qui atteignent le réseau de la circulation sanguine présent dans les environs. Les cellules composant ces vaisseaux sanguins, nommées cellules endothéliales, se reproduisent très rarement, mais au contact de ces signaux chimiques, elles émergent de leur sommeil relatif et commencent à se reproduire à un rythme effréné pour former un réseau de capillaires sanguins qui a pour mission de nourrir la tumeur. Celle-ci retrouve alors l'énergie et l'oxygène nécessaires à sa croissance et à son expansion dans les tissus voisins.

Ce phénomène de formation de nouveaux vaisseaux en réponse aux besoins des tumeurs est appelé *angiogenèse tumorale* (du grec *angio*, vaisseau, et *genèse*, formation) (Figure 7). Pour obtenir un apport en oxygène et en nourriture nécessaire à leur croissance, les cellules cancéreuses fabriquent des signaux chimiques, notamment le VEGF, pour attirer vers elles les cellules d'un vaisseau sanguin situé à proximité. Par sa liaison à un récepteur à la surface des cellules du vaisseau, le VEGF incite ces cellules à se frayer un chemin vers la tumeur en dissolvant le tissu environnant et à former suffisamment de nouvelles cellules pour fabriquer un nouveau vaisseau sanguin. La tumeur a acquis la nourriture dont elle avait besoin pour sa croissance et peut donc continuer à envahir les tissus environnants.

L'importance de ce processus dans la croissance des tumeurs a été initialement proposée en 1971 par le Dr Judah Folkman, chirurgien au centre médical de l'Université Harvard à Boston. Troublé et fasciné par la quantité phé-

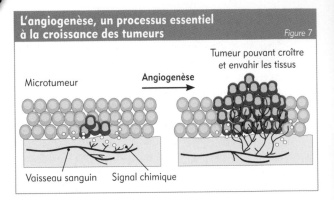

L'angiogenèse, un processus essentiel à la croissance des tumeurs — Figure 7

noménale de vaisseaux sanguins qu'il observait dans les biopsies de tumeurs ou encore dans les tumeurs elles-mêmes, le Dr Folkman émit l'hypothèse que ces vaisseaux étaient nécessaires à leur croissance et que si on parvenait à bloquer la formation de ces vaisseaux, on pouvait envisager d'arrêter la progression des tumeurs. Autrement dit, contrôler la croissance des cellules tumorales en leur bloquant l'accès à la nourriture : un régime très strict ! Cette hypothèse a entraîné une course effrénée vers l'identification de médicaments pouvant interférer avec le développement des tumeurs en bloquant la formation de nouveaux vaisseaux, couronnée par l'approbation en 2004 du premier médicament antiangiogénique (c'est-à-dire contre l'angiogenèse), l'Avastin. Notons que les vaisseaux sanguins des tumeurs sont très différents des vaisseaux sanguins des tissus normaux, qui eux ne sont pas attaqués par les molécules antiangiogéniques.

La recherche effectuée sur l'angiogenèse a également permis de mettre en évidence deux concepts extrêmement importants pour notre compréhension des procédés par lesquels nous pouvons interférer avec la croissance des tumeurs.

1. La balance angiogénique

Jusqu'à l'identification du rôle important de l'angiogenèse, on croyait que le combat contre le cancer se résumait à détruire les cellules cancéreuses en utilisant les plus fortes doses possible de médicaments. On sait maintenant que le développement des tumeurs est le résultat d'un déséquilibre entre des molécules qui stimulent la formation de nouveaux vaisseaux sanguins et d'autres qui empêchent ces nouveaux vaisseaux de se former. Si la balance penche en faveur des stimulateurs, il y aura angiogenèse et croissance de la tumeur alors que, à l'inverse, une prépondérance d'inhibiteurs permet de restreindre la croissance de la tumeur. Donc, il ne fait aucun doute qu'empêcher la néovascularisation de tumeurs qui n'ont pas encore acquis leur totale indépendance de croissance, c'est-à-dire de tumeurs immatures présentes à l'état latent dans l'organisme, pourrait constituer une stratégie extrêmement efficace pour prévenir le développement des cancers. En effet, il est maintenant bien établi qu'en l'absence de nouveaux vaisseaux sanguins, les tumeurs sont incapables de croître au-delà de 1 mm³, une taille insuffisante pour causer des dommages irréparables aux tissus environnants. De plus, puisque la très grande majorité des tumeurs dépendent d'un apport sanguin suffisant, inhiber la formation de ces nouveaux vaisseaux peut donc empêcher le développement de plusieurs cancers. Même les tumeurs liquides, comme les leucémies, requièrent une vascularisation de la moelle osseuse et sont donc susceptibles d'être visées par ces traitements.

Enfin, en attaquant les sources d'approvisionnement de la tumeur plutôt que les cellules cancéreuses elles-mêmes, l'approche antiangiogénique permettrait de contourner la résistance et l'adaptabilité des cellules tumorales. En effet, même si les tumeurs sont capables de s'adapter à des conditions très hostiles, il est vraisemblable qu'elles ne puissent se remettre d'un manque d'oxygène et de nourriture, tous deux des éléments essentiels à la vie.

2. L'approche métronomique

Les molécules dirigées contre les vaisseaux sanguins sont moins toxiques que les médicaments de chimiothérapie. Elles peuvent donc être administrées régulièrement, une stratégie qu'on nomme métronomique (par analogie avec le métronome d'un musicien qui bat à une cadence régulière). Cette approche est complètement différente de la chimiothérapie actuelle, au cours de laquelle une très forte dose de médicament est administrée pendant une courte période, suivie d'une étape de récupération pour le patient avant un autre cycle d'administration du médicament. Malheureusement, il semble que la tumeur aussi récupère entre les traitements, ce qui peut lui permettre d'acquérir une résistance au traitement, surtout si les cellules cancéreuses parviennent à provoquer la formation d'un nouveau réseau de vaisseaux sanguins par angiogenèse qui leur permettra de croître et de poursuivre leur invasion des tissus

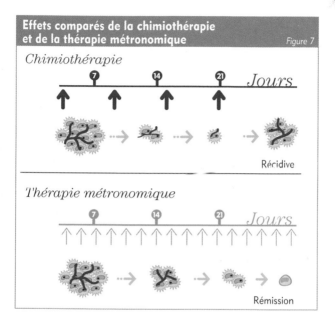

Effets comparés de la chimiothérapie et de la thérapie métronomique

Figure 7

hôtes. À l'inverse, l'administration d'un médicament en continu, de façon métronomique, réduit graduellement le nombre de cellules cancéreuses tout en interférant avec l'angiogenèse ; en conséquence, même si l'éradication des tumeurs requiert plus de temps, l'approche métronomique permet de maintenir la tumeur dans un état latent et ainsi d'empêcher les récidives (Figure 8). Cette approche métronomique est particulièrement bien adaptée à la prévention du cancer par l'alimentation, une activité quotidienne au cours de laquelle de petites quantités de molécules anticancéreuses peuvent être apportées à l'organisme à la suite de l'absorption d'aliments bénéfiques comme les fruits et légumes.

En résumé, le cancer est une maladie au potentiel destructeur effrayant une fois parvenue au stade mature. Nous pouvons cependant avoir une influence considérable sur le développement du cancer en attaquant continuellement les tumeurs miniatures apparemment endormies dans nos corps, mais qui en fait sont constamment à l'affût de nouvelles propriétés qui leur permettront de progresser au stade de tumeur maligne. Bloquer l'approvisionnement des tumeurs en oxygène et en nourriture en empêchant la formation de nouveaux vaisseaux sanguins représente vraisemblablement une des approches les plus prometteuses pour y arriver puisqu'elle empêche les cellules cancéreuses d'acquérir la force nécessaire à leur croissance.

La prévention du cancer par l'inhibition de l'angiogenèse n'est pas un rêve, elle existe déjà. Certains aliments que nous mangeons constituent des sources privilégiées de composés antiangiogéniques qui, administrées quotidiennement, parviennent à bloquer la progression des tumeurs en agissant de façon métronomique, attaquant continuellement les nouveaux vaisseaux sanguins et les empêchant ainsi d'arriver à maturité pour subvenir aux besoins des tumeurs. Grâce à cette approche antiangiogénique métronomique, le cancer n'est plus une maladie fatale mais devient plutôt une maladie chronique qui nécessite un traitement constant pour la contrôler. Et cette prévention du cancer passe d'abord et avant tout par l'alimentation.

EN RÉSUMÉ

- Les traitements actuellement disponibles contre le cancer se heurtent souvent à la très grande versatilité des cellules cancéreuses qui leur permet d'échapper au traitement et de continuer à croître.

- Les tumeurs sont cependant très dépendantes de leurs besoins énergétiques et nécessitent un réseau de vaisseaux sanguins formés par angiogenèse pour parvenir à envahir les tissus de l'organisme.

- Le blocage ou la destruction de la formation de ces nouveaux vaisseaux sanguins est possible par l'administration de petites doses quotidiennes de molécules antiangiogéniques, empêchant du même coup la tumeur de progresser.

- Certaines de ces molécules sont présentes en quantité dans les fruits et légumes.

*Que ton aliment
soit ta seule médecine !*

Hippocrate (460-377 av. J.-C.)

CHAPITRE 4

La prévention du cancer par l'alimentation

La forte proportion de cancers attribuables à la nature de l'alimentation occidentale est, nous l'avons vu, un signe de la dégradation des habitudes alimentaires d'une société qui a perdu contact avec la notion même d'alimentation et qui ne perçoit l'action de se nourrir que comme un acte destiné à apporter de l'énergie à l'organisme, sans égard pour son impact sur la santé. Notre intention n'est certainement pas d'essayer d'interpréter les causes historiques et socio-économiques responsables de cette modification, mais il est certain que ce type d'alimentation irréfléchi, axé sur la satisfaction pure et simple de la nécessité de manger, est nocif pour la santé. À une époque où nous avons souvent tendance à considérer le progrès comme synonyme de bienfait, nous devons admettre que cette relation n'est pas valable dans le cas de l'alimentation, et qu'au contraire l'industrialisation est en voie de détruire les fondements mêmes de notre culture alimentaire.

Nous sommes portés à oublier que tout ce que nous savons aujourd'hui sur les propriétés

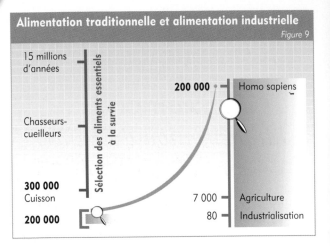

Alimentation traditionnelle et alimentation industrielle
Figure 9

15 millions d'années

Chasseurs-cueilleurs

300 000 Cuisson

200 000

Sélection des aliments essentiels à la survie

200 000 — Homo sapiens

7 000 — Agriculture

80 — Industrialisation

nutritives ou toxiques d'une plante, ou encore sur l'utilisation de certains aliments à des fins thérapeutiques, est le résultat d'une longue quête faite par l'homme tout au long de son évolution pour déterminer la valeur et la qualité des aliments présents dans son environnement immédiat. Ce que nous appelons aujourd'hui « fruit » ou « légume » est justement le résultat de cette sélection qui s'est échelonnée sur une période de quelque 15 millions d'années, au cours de laquelle nos ancêtres se sont adaptés aux changements de leur environnement, constamment à l'affût de nouvelles sources alimentaires, de nouvelles espèces végétales pouvant leur procurer un avantage de survie. Donc, l'alimentation telle qu'on la connaît aujourd'hui est un phénomène tout à fait récent : si on transposait l'histoire de 15 millions d'années d'alimentation de l'homme et de ses ancêtres sur un calendrier de 365 jours, l'agriculture, vieille de seulement 8 000 ans, n'aurait été inventée que le 31 décembre vers 19 heures alors que l'industrialisation de la nourriture, encore plus récente, n'apparaîtrait que trois minutes avant le Nouvel An (Figure 9).

On peut visualiser le processus de sélection des aliments en trois grandes étapes (Figure 10). Au cours de la première étape, qu'on pourrait appeler « étude de toxicité », les hommes ont été obligés de multiplier les essais pour déterminer si les aliments à leur disposition étaient comestibles. Entreprise périlleuse, bien entendu, qui s'est certainement soldée par de sérieuses intoxications, voire des morts dans le cas des aliments particulièrement néfastes à cause de leur contenu en poisons. Évidemment, dans plusieurs cas, l'observation d'autres animaux pouvait s'avérer utile et éviter les accidents (il est fort probable que l'idée de manger des huîtres ne serait jamais venue aux hommes s'ils n'avaient vu les loutres marines le faire), mais il est certain qu'un très grand nombre d'essais-erreurs ont été nécessaires pour déterminer les aliments qui ne causaient pas de désordres physiques et qui pouvaient donc être considérés comme étant non toxiques. Ces connaissances étaient évidemment transmises à la famille immédiate ainsi qu'aux autres membres de la communauté, sans quoi tous ces efforts auraient été bien inutiles. Au cours de la deuxième étape du processus de sélection, qu'on pourrait qualifier d'« étape d'évaluation », les aliments non toxiques sélectionnés au départ étaient inclus dans l'alimentation mais continuaient à être « sous observation », car malgré leur caractère non toxique, plusieurs végétaux ne procurent pas vraiment de bénéfice pour l'organisme, soit parce qu'ils contiennent des toxines ou encore des drogues qui à long terme peuvent nuire à la survie des hommes, soit parce qu'ils n'apportent rien de nutritif ou de positif pour la santé. Manger du gazon n'est peut-être pas toxique mais ne constitue tout de même pas une source alimentaire valable pour l'homme ! Enfin, la troisième phase, dite «étape de sélection», est celle où sont choisis les aliments qui assurent un réel bénéfice à l'organisme, soit par leur apport nutritif, soit par l'observation que leur consommation procure des bénéfices additionnels pour la santé. Car l'homme ne cherche pas à manger seulement pour vivre ; il veut que cette vie soit la plus agréable et la plus longue possible. Cette quête de longévité l'a poussé à chercher dans l'alimentation des bénéfices supérieurs au seul apport nutritif pour la simple raison que c'était la seule ressource à sa disposition susceptible d'avoir une influence sur sa santé et de prolonger son existence. Il ne faut donc pas s'étonner si l'histoire de la médecine est indissociable de celle de l'alimentation puisque c'est justement l'alimentation qui a été pendant longtemps la seule médecine pour l'homme.

Les grandes civilisations antiques – égyptienne, indienne, chinoise ou grecque – ont toutes consigné dans des ouvrages extrêmement détaillés leurs observations sur les effets positifs des plantes et aliments sur la santé ainsi que sur leurs vertus curatives. L'importance de l'ali-

Qu'est-ce qu'un aliment ?

Un aliment est un produit consommé régulièrement par une collectivité, laquelle a pu constater son inocuité et ses bénéfices à long terme pour la santé.

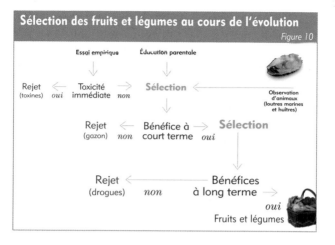

Sélection des fruits et légumes au cours de l'évolution

Figure 10

mentation comme moyen de préserver la santé a même constitué le fondement de toute l'approche médicale jusqu'au début du XXᵉ siècle. Donc, beaucoup plus qu'une simple question de survie, l'acquisition de toutes ces connaissances sur ce qui est bon, mauvais ou sans impact pour la santé représente un héritage culturel d'une valeur inestimable illustrant la relation fondamentale qui unit l'homme, l'alimentation et la nature.

Si nous tentions d'imiter les anciens et d'écrire aujourd'hui un livre sur les aliments bénéfiques pour la santé, il n'y aurait pas beaucoup d'aliments actuellement en vogue en Occident qui mériteraient d'y figurer. C'est cette rupture complète avec le passé qui explique qu'à une époque où la médecine n'a jamais été aussi puissante, nous assistions à l'émergence de maladies excessivement rares il y a à peine un siècle, comme le cancer du côlon. Il est pourtant possible de tirer des enseignements de certains savoirs millénaires fondés sur l'observation de la nature et des végétaux. L'utilisation de ces connaissances de concert avec celles de la médecine contemporaine ne peut qu'avoir des répercussions extraordinaires pour notre santé, particulièrement en ce qui concerne la prévention du cancer.

L'importance que nous attachons aux racines historiques liant les hommes et l'alimentation ne signifie pas que nous sommes devenus tout à coup empreints de nostalgie et de sentimentalisme envers le passé ! Si nous insistons sur ce lien, c'est plutôt parce que les dernières recherches ont permis de démontrer qu'un certain nombre d'aliments sélectionnés par l'homme au cours de son évolution possèdent d'innombrables molécules au potentiel anticancéreux qui peuvent véritablement contribuer à réduire la fréquence de maladies comme le cancer. Le désintérêt actuel des sociétés occidentales quant à la nature de leur alimentation n'est donc pas seulement une simple rupture avec la culture alimentaire mais, plus grave encore, la mise au rancart d'une source extraordinaire de molécules anticancéreuses très puissantes.

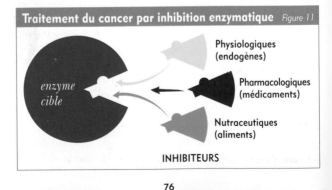

Traitement du cancer par inhibition enzymatique *Figure 11*

enzyme cible

Physiologiques (endogènes)

Pharmacologiques (médicaments)

Nutraceutiques (aliments)

INHIBITEURS

LES ALIMENTS, UNE SOURCE ABONDANTE D'AGENTS ANTICANCÉREUX

La recherche effectuée au cours des dernières années est en effet parvenue à mettre en évidence qu'un grand nombre de plantes et de denrées faisant partie du quotidien alimentaire de plusieurs cultures constituaient des sources exceptionnelles de molécules possédant la capacité d'interférer avec certains processus à l'œuvre dans le développement des cancers, d'une façon analogue au mode d'action de plusieurs médicaments utilisés aujourd'hui.

Les médicaments, qu'ils soient contre le cancer ou d'autres maladies, sont toujours des molécules

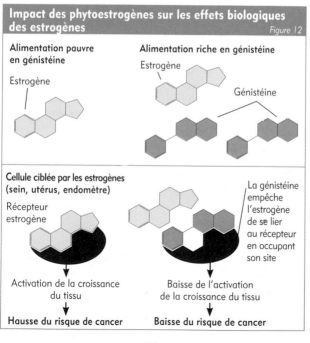

Impact des phytoestrogènes sur les effets biologiques des estrogènes

Figure 12

Alimentation pauvre en génistéine

Estrogène

Alimentation riche en génistéine

Estrogène

Génistéine

Cellule ciblée par les estrogènes (sein, utérus, endomètre)

Récepteur estrogène

La génistéine empêche l'estrogène de se lier au récepteur en occupant son site

Activation de la croissance du tissu

Hausse du risque de cancer

Baisse de l'activation de la croissance du tissu

Baisse du risque de cancer

capables de bloquer une étape absolument nécessaire au développement d'une maladie, une sorte d'interrupteur qui, une fois fermé, empêche la maladie de se développer. Puisque, dans la très grande majorité des cas, ce sont des dérèglements dans la fonction d'une classe de protéines spécialisées, les enzymes, qui sont responsables des maladies comme le cancer, il va de soi que la plupart des médicaments visent à bloquer la fonction de ces enzymes pour rétablir un certain équilibre et empêcher la progression de la maladie. Par exemple, si une enzyme a besoin d'interagir avec une substance donnée pour parvenir à faire progresser une maladie, le médicament cherchera souvent à imiter la structure de cette substance de façon à bloquer son accès à l'enzyme et ainsi réduire la fonction de cette dernière (Figure 11). Les molécules qui parviennent à bloquer l'activité de l'enzyme en agissant comme leurre peuvent non seulement être des mo-

Agents anticancéreux d'origine alimentaire / d'origine pharmaceutique	
MOLÉCULES D'ORIGINE NUTRITIONNELLE	**MOLÉCULES D'ORIGINE PHARMACEUTIQUE**
➤ Structures chimiques connues	➤ Structures chimiques connues
➤ Cibles cellulaire et moléculaire bien établies	➤ Cibles cellulaire et moléculaire bien établies
➤ Naturelles	➤ Synthétiques
➤ Sélectionnées au cours de l'évolution	➤ Sélectionnées en laboratoire
➤ Pas d'effets secondaires	➤ Effets secondaires parfois très prononcés
➤ Synergie ou antagonisme sélectionné au fil de l'évolution	➤ Synergie ou antagonisme rarement observé et dû au hasard

Tableau 4

lécules synthétiques mais également être présentes naturellement dans des aliments qui font partie de notre quotidien alimentaire. Par exemple, une molécule présente en grande quantité dans le soja, la génistéine (Chapitre 8), offre une grande similarité structurale avec l'estradiol, une hormone sexuelle féminine de type estrogène, d'où son appellation de « phytoestrogène » (Figure 12).

Du fait de cette ressemblance, la génistéine agit comme leurre pour la protéine qui reconnaît normalement l'estradiol et peut occuper l'espace habituellement utilisé par l'hormone, réduisant ainsi l'impact des effets biologiques provoqués par l'estradiol, notamment la croissance excessive des tissus sensibles à cette hormone comme ceux du sein. Ce mode d'action de la génistéine est même comparable à celui du tamoxifène, un médicament prescrit depuis plusieurs années contre le cancer du sein. Cet exemple illustre donc à quel point certains aliments peuvent contenir des molécules avec des structures et des mécanismes d'action analogues à ceux de plusieurs médicaments synthétiques actuels et combien ces aliments peuvent être utiles pour la prévention de maladies comme le cancer.

La principale différence entre les molécules présentes dans les aliments et les molécules synthétiques ne tient donc pas tant à leur efficacité qu'à leur source (végétale ou de synthèse) ainsi qu'à la façon dont elles ont été sélectionnées par les hommes. Nous l'avons vu, pour les aliments, ce processus a fait appel à une très longue période de sélection, alors que pour les molécules synthétiques, l'échelle de temps est beaucoup plus réduite, ce qui rend difficile l'évaluation des effets secondaires possibles.

La sélection des aliments par les hommes que nous avons décrite plus tôt est d'une certaine façon comparable à l'évaluation de la toxicité des molécules synthétiques, sauf que cette évaluation s'est échelonnée sur plusieurs milliers d'années, une période qui a permis d'exclure toute forme de toxicité qui aurait été associée à l'aliment; la molécule anticancéreuse présente dans cet aliment est donc dépourvue d'effets secondaires indésirables.

À l'opposé, malgré toutes les précautions, la molécule synthétique est totalement étrangère pour l'organisme, avec le risque inhérent de provoquer des effets secondaires indésirables, ce qui est malheureusement presque toujours le cas. Donc, même s'il existe beaucoup d'analogie entre les modes d'action des molécules d'origine

Cibles pharmacologiques des nutraceutiques	Tableau 5
➤ Inhibition de l'invasion tumorale et des métastases	
➤ Inhibition de récepteurs aux facteurs de croissance	
➤ Inhibition d'enzymes inflammatoires (COX-2)	
➤ Inhibition de facteurs de transcription	
➤ Inhibition de la résistance aux médicaments de chimiothérapie	
➤ Inhibition de l'agrégation des plaquettes	
➤ Antiestrogènes	
➤ Action antibactérienne	
➤ Modulation du système immunitaire	
➤ Inhibition des cascades de signalisation cellulaire	
➤ Toxicité envers les cellules cancéreuses	
➤ Perturbation du cytosquelette des cellules cancéreuses	
➤ Inhibition de l'activation métabolique des toxiques par la Phase I (cytochrome P450)	
➤ Activation de la détoxification des toxiques par la Phase II	

nutritionnelle et synthétique, la différence fondamentale entre les deux approches est l'absence de toxicité associée à la consommation de molécules anticancéreuses présentes naturellement dans les fruits et légumes (Tableau 4). En fait, les molécules d'origine alimentaire possèdent la capacité d'interagir avec la plupart des cibles visées par les médicaments d'origine synthétique développés par l'industrie, illustrant encore une fois à quel point les aliments peuvent avoir des répercussions positives pour la santé (Tableau 5). Promouvoir une consommation accrue d'aliments riches en molécules anticancéreuses pour prévenir le cancer revient donc à puiser de nouvelles possibilités d'intervention thérapeutique dans une banque de composés élaborés par la nature depuis 3,8 milliards d'années, au moyen d'un processus d'essais et erreurs semblable à celui utilisé par l'industrie pharmaceutique pour découvrir de nouveaux médicaments qui parviennent à soulager différentes maladies.

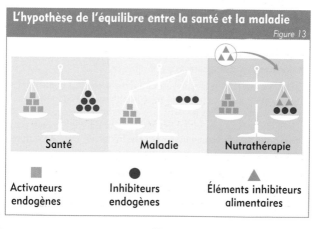

L'hypothèse de l'équilibre entre la santé et la maladie

Figure 13

Santé Maladie Nutrathérapie

■ Activateurs endogènes ● Inhibiteurs endogènes ▲ Éléments inhibiteurs alimentaires

PRÉVENTION ET THÉRAPIE, MÊME COMBAT

L'utilisation de ces molécules présentes dans notre alimentation quotidienne est importante, car elle peut jouer un rôle capital dans l'équilibre des fonctions vitales de l'organisme, un phénomène appelé homéostasie. On peut simplifier ce que signifie être en bonne santé en imaginant qu'il s'agit d'un équilibre délicat entre des facteurs déclencheurs de maladies et d'autres

Le cancer : une maladie chronique

Il est important de prendre conscience que la formation de tumeurs est un événement aléatoire relativement fréquent dans la vie d'un individu. Des études de pathologie ont montré qu'une très grande proportion des personnes décédées de causes autres que du cancer recelaient, cachées dans les tissus, des microtumeurs qui n'avaient pas été détectées cliniquement. Dans cette étude, 98 % des individus présentaient des petites tumeurs au niveau de la thyroïde, 40 % au niveau de la prostate et 33 % au niveau du sein alors que des tumeurs de ces organes ne sont normalement détectées que dans un faible pourcentage de la population (Tableau 6). De la même façon, même si les Asiatiques ont en général un taux de cancer de la prostate plusieurs fois inférieur aux Occidentaux, l'analyse de biopsies effectuées sur des populations asiatique et occidentale montre que le nombre de cellules de la prostate en voie d'acquérir des propriétés cancéreuses (des cellules précancéreuses) est exactement le même dans les deux populations, indiquant que les habitudes de vie, dont l'alimentation, sont déterminantes pour permettre à ces microtumeurs d'atteindre un stade clinique.

Si les tumeurs qui se forment spontanément en nous demeurent en règle générale sous une forme microscopique, sans danger pour la santé, il reste qu'elles peuvent trop souvent croître et parvenir au stade de cancer mortel. Le développement de ces cancers serait causé par un dérèglement de nos systèmes de défense naturels contre l'angiogenèse provoquée par les tumeurs. En conditions normales, les défenses antiangiogéniques parviennent à contrer efficacement les tentatives des tumeurs d'acquérir un apport sanguin essentiel à leur croissance et les tumeurs demeurent à l'état microscopique. Par exemple, les personnes atteintes de trisomie 21

qui les préviennent, entre autres certains facteurs d'origine alimentaire. S'il y a carence en certains facteurs alimentaires, comme les fruits et les légumes, un déséquilibre est créé, favorisant le développement de maladies. L'apport à l'organisme des éléments manquants par l'alimentation permet donc de rétablir l'équilibre essentiel à la santé (Figure 13). Une bonne santé résulte donc d'un phénomène complexe où les systèmes de contrôle du corps humain peuvent

(syndrome de Down ou mongolisme) ne développent pratiquement jamais de cancers, cette protection étant due à des taux élevés de certains inhibiteurs de l'angiogenèse (l'endostatine) découlant de la présence du chromosome 21 additionnel. À l'inverse, la présence insuffisante de ces molécules antiangiogéniques permet à la tumeur d'acquérir le réseau de vaisseaux sanguins nécessaire à sa progression au stade de tumeur mortelle. La présence continuelle de molécules antiangiogéniques provenant de l'alimentation permet donc d'assister les défenses naturelles de l'organisme et de maintenir les tumeurs dans un état inoffensif. Donc, même si nous courons constamment le risque de développer des cancers, l'utilisation des molécules anticancéreuses présentes dans l'alimentation comme arme thérapeutique constitue une approche essentielle pour maintenir ces tumeurs dans un état latent et éviter qu'elles ne progressent jusqu'au stade de cancer avancé. On doit donc voir le cancer comme une maladie chronique, qu'il est possible de contrôler au quotidien à l'aide d'aliments riches en composés anticancéreux.

Nous sommes tous porteurs de tumeurs		*Tableau 6*
Organes	Tumeurs présentes à l'autopsie (%)	Tumeurs détectées en clinique (%)
Sein (femmes de 40-50 ans)	33	1
Prostate (hommes de 40-50 ans)	40	2
Thyroïde	98	0,1

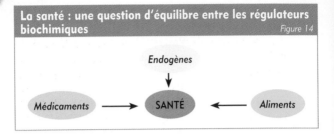

La santé : une question d'équilibre entre les régulateurs biochimiques

Figure 14

grandement tirer profit de l'aide des composés d'origine nutritionnelle (ou encore de nature pharmaceutique dans le cas de désordres graves) pour maintenir en harmonie toutes les activités normales de l'organisme (Figure 14).

Non seulement l'apport de molécules d'origine nutritionnelle permet de rétablir l'équilibre nécessaire à une bonne santé, mais les activités anticancéreuses associées à ces molécules leur permettent d'agir comme des médicaments et d'interférer avec les processus impliqués dans le développement de maladies comme le cancer. Cette thérapie du cancer, que nous proposons de nommer nutrathérapie, doit donc être vue comme faisant partie intégrante des moyens mis à notre disposition pour contrer le cancer, au même titre que les approches thérapeutiques actuellement utilisées pour traiter les patients atteints de la maladie, tant pour sa capacité à agir directement sur les cellules cancéreuses que pour ses propriétés d'inhibition de l'angiogenèse et de stimulation du système immunitaire (Figure 15).

Cette prévention du cancer est d'autant plus importante que nous courons constamment le risque de développer des tumeurs et que l'utilisation des molécules anticancéreuses alimentaires permet de maintenir ces tumeurs dans un

état latent (voir enca-
dré). Un autre facteur
qui rend importante la
thérapie préventive du
cancer par l'alimenta-
tion est la grande dif-
férence existant entre
les gènes de différents
individus. Tous les êtres

> ### Les concepts fondamentaux de la nutrathérapie
>
> Les inhibiteurs naturels contenus dans les aliments permettent de compenser les carences héréditaires ou causées par les mauvaises habitudes de vie.

humains possèdent environ les mêmes gènes
(sinon nous ne serions pas de la même espèce),
mais il existe néanmoins plusieurs variations
dans ces gènes qui sont responsables des caractéristiques distinctes de chaque personne.

Ces différences ne sont pas seulement responsables des différences physiques marquées
qui existent entre les personnes, mais touchent
également d'autres gènes qui, s'ils sont inactivés,
peuvent rendre certains individus moins aptes à se
défendre contre certaines agressions, comme celles
provoquées par les substances cancérigènes.

Donc, même si une proportion restreinte des
cancers sont transmissibles par l'hérédité, il n'en
demeure pas moins que plusieurs facteurs gé-

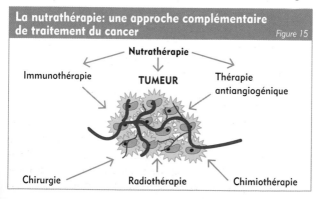

La nutrathérapie: une approche complémentaire de traitement du cancer

Figure 15

La nutrathérapie

La nutrathérapie peut être comparée à une chimiothérapie utilisant l'arsenal de molécules anticancéreuses présent dans les aliments pour combattre les cellules cancéreuses qui se développent spontanément. Loin d'être une thérapie alternative, la prévention du cancer par l'alimentation constitue donc un outil complémentaire que tout individu peut employer pour apporter à son organisme certains agents anticancéreux d'origine nutritionnelle. La consommation régulière de fruits et légumes correspond à une chimiothérapie préventive, empêchant les microtumeurs d'atteindre un stade ayant des conséquences pathologiques, sans toxicité pour la physiologie des tissus normaux.

nétiques rendent certaines personnes beaucoup plus susceptibles de développer un cancer, à la suite de leur exposition à des éléments cancérigènes par exemple, et elles doivent d'autant plus se protéger par la consommation de molécules anticancéreuses. Ce concept a été magnifiquement illustré par les résultats d'une étude réalisée à Shanghai où les individus déficients en deux enzymes importantes pour l'élimination des agresseurs toxiques couraient un risque trois fois plus grand d'être affectés par un cancer du poumon si leur régime ne contenait pas de légumes crucifères. Par contre, d'autres personnes avec les mêmes mutations, mais consommant abondamment de ces légumes, avaient au contraire un risque réduit de cancer par rapport à la population ordinaire. Ces observations montrent à quel point l'alimentation permet d'atténuer l'impact de désordres d'origine génétique qui augmentent la susceptibilité des individus à développer des cancers.

Répétons-le, combattre le développement du cancer par l'alimentation, c'est utiliser les molécules anticancéreuses présentes dans certains aliments comme des armes pour créer un environnement

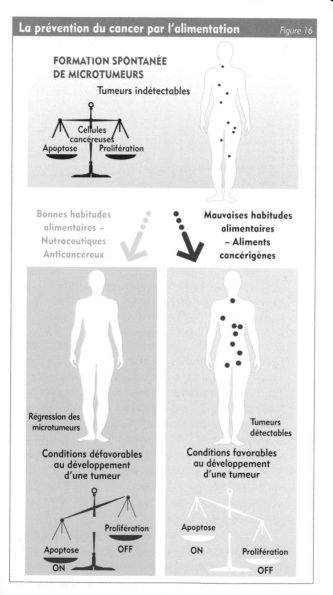

La prévention du cancer par l'alimentation · Figure 16

FORMATION SPONTANÉE DE MICROTUMEURS

Tumeurs indétectables

Cellules cancéreuses
Apoptose — Prolifération

Bonnes habitudes alimentaires – Nutraceutiques Anticancéreux

Mauvaises habitudes alimentaires – Aliments cancérigènes

Régression des microtumeurs

Conditions défavorables au développement d'une tumeur

Apoptose ON — Prolifération OFF

Tumeurs détectables

Conditions favorables au développement d'une tumeur

Apoptose ON — Prolifération OFF

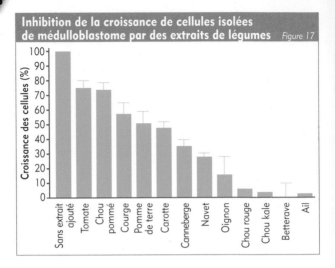

Inhibition de la croissance de cellules isolées de médulloblastome par des extraits de légumes *Figure 17*

hostile à ces tumeurs, pour bombarder quotidiennement ces microfoyers tumoraux et empêcher leur croissance (comme le fait la chimiothérapie). Il faut percevoir le corps humain comme un champ de bataille où se livre continuellement un combat entre des cellules mutantes qui cherchent à se développer en entité autonome pour dégénérer en cancer et nos mécanismes de défense qui veulent préserver l'intégrité de l'organisme. Pour reprendre l'image d'un interrupteur, si le régime alimentaire contient principalement de mauvais aliments ou encore une carence en aliments protecteurs, comme les fruits et légumes, les tumeurs latentes se retrouvent dans un environnement plus favorable à leur croissance et risquent de se transformer en cancer (interrupteur sur « on »).

À l'inverse, si l'alimentation est riche en aliments protecteurs et ne comprend qu'une faible proportion de mauvais aliments, les microtumeurs n'arrivent pas à croître suffisamment et les risques

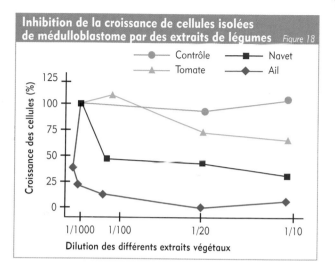

Inhibition de la croissance de cellules isolées de médulloblastome par des extraits de légumes *Figure 18*

de développer un cancer sont moindres (commutateur à « off ») (Figure 16). On comprendra donc que l'identification des aliments possédant des quantités importantes de molécules anticancéreuses revêt une importance énorme pour maximiser nos chances de contrer le cancer.

LE PROJET NUTRINÔME : IDENTIFIER LE PROFIL ANTICANCÉREUX DES FRUITS ET LÉGUMES

Notre laboratoire a récemment amorcé une nouvelle initiative visant à établir le profil anticancéreux des fruits et légumes. Cette stratégie vise à identifier non seulement les fruits et légumes qui possèdent les plus grandes activités anticancéreuses, mais également les variétés de ces végétaux qui pourraient contenir des quantités supérieures d'agents anticancéreux.

La procédure utilisée consiste à fabriquer des extraits bruts de végétaux, à stériliser les préparations obtenues et à utiliser ce matériel pour déterminer dans quelle mesure ils inhibent la croissance de différentes tumeurs d'origine humaine, de même que de l'angiogenèse, en utilisant des modèles expérimentaux en laboratoire. À titre d'exemple, on peut voir que l'addition d'extraits d'ail, de betterave et de certains choux, comme le kale, provoque un arrêt complet de la croissance de cellules cancéreuses isolées d'une tumeur cérébrale très agressive, le médulloblastome (Figure 17). D'autres travaux sont requis pour confirmer jusqu'à quel point ces aliments pourraient être utilisés comme compléments aux thérapies anticancéreuses actuellement disponibles, mais les résultats obtenus jusqu'à présent sont très prometteurs. L'ail, en particulier, semble être excessivement toxique pour ces cellules cancéreuses car même dilué mille fois, l'extrait d'ail parvient tout de même à retarder significativement la croissance de ces cellules (Figure 18).

En résumé, la plus faible incidence de cancer chez les individus consommant de plus grandes quantités de fruits et légumes est directement liée à leur contenu en composés anticancéreux, qui permettent de restreindre le développement des microtumeurs se développant spontanément dans nos tissus. Un apport constant de ces composés anticancéreux dans l'alimentation représente donc la base de toute stratégie visant à prévenir le développement du cancer.

EN RÉSUMÉ

- Les aliments sélectionnés au cours de l'évolution contiennent des composés bénéfiques aux propriétés anticancéreuses à bien des égards similaires à ceux d'origine synthétique.

- La prise en compte de ces composés dans le régime alimentaire quotidien crée des conditions hostiles empêchant le développement des microfoyers tumoraux générés spontanément au cours de notre vie. La nutrathérapie représente donc une illustration parfaite de la thérapie métronomique où de faibles doses d'agents anticancéreux sont utilisées au quotidien.

- Prévenir le cancer par l'alimentation est donc équivalent à une chimiothérapie non toxique, utilisant les molécules anticancéreuses présentes dans les aliments, qui combat le cancer à la source avant qu'il ne parvienne à maturité et ne menace le bon fonctionnement de l'organisme.

> *Le meilleur médecin est la nature :*
> *elle guérit les trois quarts*
> *des maladies et ne dit jamais*
> *de mal de ses confrères.*
>
> Louis Pasteur (1822-1895)

CHAPITRE 5

Les composés phytochimiques : un cocktail anticancéreux dans votre assiette !

Ce chapitre a pour but de vous familiariser avec la composition chimique des alicaments et d'expliquer en quoi ces molécules peuvent contribuer aux propriétés anticancéreuses de ces aliments. Comme nous l'avons vu en introduction, les fruits et légumes ont été maintes fois proposés comme aliments pouvant réduire le risque de développer un cancer, ce qui laisse supposer que ces aliments constituent une source importante de molécules anticancéreuses. Si les travaux de recherche sur l'identification de ces molécules bioactives ont effectivement confirmé la présence de composés anticancéreux dans ces aliments, ils ont également permis d'identifier plusieurs autres substances riches en molécules anticancéreuses qui pourraient jouer un rôle essentiel dans la prévention du cancer.

LES FRUITS ET LÉGUMES : BEAUCOUP PLUS QUE DES VITAMINES !

En termes de nutrition, les aliments que nous mangeons sont généralement présentés sous deux angles. On parlera de macronutriments d'une part (les glucides, les protéines et les lipides) et de micronutriments d'autre part (les vitamines et les minéraux) (Figure 19). Cette description est cependant incomplète, car, dans le cas des fruits et légumes, la composition de ces aliments ne se limite pas à ces éléments nutritifs : il existe en effet une autre classe de molécules qui sont présentes en quantités appréciables : les composés phytochimiques (du grec *phyto*, plante). Ces composés sont les molécules responsables de la couleur et des propriétés organoleptiques (affectant les organes des sens) propres non seulement aux fruits et légumes, mais également à plusieurs boissons et épices intimement liés aux traditions culinaires de nombreux pays.

Le rouge éclatant de la framboise, l'odeur si caractéristique de l'ail ou encore la forte sensation d'astringence causée par le cacao ou par le thé sont toutes des caractéristiques directement liées à la présence de différents composés phytochimiques dans ces aliments. Et ces composés sont présents en abondance : un régime alimentaire équilibré comprenant un mélange de fruits, de légumes et des boissons tels le thé et le vin rouge contient environ 1 à 2 g de composés phytochimiques, ce qui correspond à l'ingestion d'un cocktail d'environ 5 000 à 10 000 composés différents par jour ! Donc, loin d'être négligeable, le contenu des fruits et légumes en molécules phytochimiques est sans conteste une caractéristique essentielle de ces aliments.

Jusqu'à tout récemment, les vitamines, minéraux et fibres étaient considérés comme les seules propriétés bénéfiques des fruits et légumes pour la prévention des maladies chroniques, notamment le cancer. Cependant, un certain nombre de résultats obtenus au cours des dernières années ont remis en question cette notion et il semble de plus en plus certain que la protection offerte par les fruits et légumes contre le cancer serait surtout liée à leur contenu en composés phytochimiques.

En effet, aucune étude n'est parvenue à montrer que des doses massives de suppléments vitaminiques peuvent apporter une protection quelconque contre les maladies chroniques, dont le cancer. Les résultats de nombreuses études menées sur le sujet indiquent même plutôt l'inverse : il y a une augmentation des risques de décès associés à la prise de ces fortes doses de suppléments. Par exemple, deux études portant sur l'effet de fortes doses de vitamine A ou de bêta-carotène (la molécule qui sert à synthétiser cette vitamine dans notre corps) sur le risque des fumeurs de développer un cancer du poumon

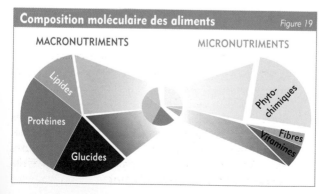

Composition moléculaire des aliments   Figure 19

MACRONUTRIMENTS   MICRONUTRIMENTS

Lipides

Protéines

Glucides

Phyto-chimiques

Fibres

Vitamines

ont montré non seulement que l'absorption quotidienne de cette vitamine ne réduisait pas les taux de mortalité due au cancer, mais qu'au contraire ceux-ci étaient augmentés (28 % de cancers en plus et 17 % de décès en plus chez les personnes recevant le supplément vitaminique dans l'une de ces études). Cet effet négatif des suppléments contenant des doses élevées de vitamines n'est pas seulement observé chez les fumeurs. Une étude récente montre que de fortes doses de ces suppléments n'ont aucun impact sur le développement des cancers du tractus gastro-intestinal (côlon, foie, pancréas, estomac), si ce n'est, encore une fois, de provoquer une légère augmentation de la mortalité. Encore plus inquiétant, selon une autre étude, la consommation de suppléments de vitamine E, à des doses utilisées par plusieurs individus (400 UI/jour), fait également légèrement augmenter la mortalité. Si vous ne pouvez vivre sans suppléments, réduisez autant que possible les doses contenues dans ces comprimés. D'ailleurs, un des seuls résultats positifs quant à un rôle protecteur des vitamines face au cancer a été obtenu dans le cadre d'une étude qui utilisait des concentrations de vitamines comparables à celles obtenues par l'alimentation.

LE COCKTAIL PHYTOCHIMIQUE : UN ARSENAL DE MOLÉCULES ANTICANCÉREUSES

Les composés phytochimiques sont les molécules qui permettent aux plantes de se défendre contre les infections et dommages causés par les micro-organismes, les insectes ou d'autres prédateurs. Les plantes ne peuvent fuir leurs agresseurs et ont dû, par conséquent, élaborer des systèmes de protection très perfectionnés pour repousser ou contrecarrer les effets néfastes d'agresseurs présents dans leur environnement. Les composés phytochimiques produits par la plante ont donc des fonctions antibactérienne, antifongique et insecticide, réduisant les méfaits causés par les agresseurs et permettant à la plante de survivre à ces conditions hostiles. Par exemple, comme nous le verrons au Chapitre 15, lorsque le raisin des vignes est attaqué par certains micro-organismes, il sécrète de grandes quantités d'une substance qui agit comme fongicide et contrecarre l'effet négatif de ces parasites. Puisque la production des composés phytochimiques est directement liée au stress encouru par la plante, il est à prévoir que les végétaux cultivés de façon naturelle, sans pesticides synthétiques, et qui sont donc plus susceptibles d'être agressés, contiennent de plus grandes quantités de ces molécules.

Le rôle protecteur de ces différents composés phytochimiques n'est cependant pas restreint à leurs effets sur la bonne santé des plantes ; ces molécules jouent également un rôle de premier plan dans nos systèmes de défense contre le développement du cancer.

En effet, plusieurs études portant sur les composés isolés de ces aliments ont montré qu'un grand nombre d'entre eux interfèrent avec divers événements impliqués dans le développement du cancer et, par conséquent, pourraient représenter *la plus grande arme mise à notre disposition pour combattre le développement de cette maladie.*

Tous les végétaux contiennent en quantité variable plusieurs composés phytochimiques (Tableau 7) et c'est d'ailleurs ce contenu qui est responsable des propriétés organoleptiques si caractéristiques de ces aliments (amertume, astringence, odeur...). Le manque d'enthousiasme de certaines personnes envers les végétaux est d'ailleurs lié à ces propriétés organoleptiques : alors que le goût des graisses et du sucre est immédiatement reconnu par notre cerveau comme synonyme d'un apport énergétique rapide et efficace, l'amertume et l'astringence

Principaux groupes de composés phytochimiques des fruits et légumes
Tableau 7

Familles	Classes	Sous-classes
Polyphénols	Flavonoïdes	Anthocyanidines
		Flavones
		Flavanols
		Flavanones
		Flavonols
		Isoflavones
		Tanins
	Acides phénoliques	Hydroxycinnamates
		Hydroxybenzoates
	Non-flavonoïdes	Stilbènes
		Coumarines
		Lignans
Terpènes	Caroténoïdes	
	Monoterpènes	
Composés soufrés	Allyl sulfides	
	Isothiocyanates	
Saponines	Triterpénoïdes	
	Stéroïdes	

des végétaux sont plutôt interprétées comme une agression potentiellement néfaste pour la santé. Heureusement, ces réflexes de notre cerveau primitif ont été progressivement atténués au cours de l'évolution, permettant à l'homme

Les éléments essentiels à la vie

Eau

Acides aminés : 9

Acides gras : 2

Vitamines : 13

Minéraux : 13

Phytochimiques (10000)

d'identifier un nombre toujours croissant d'espèces végétales qui peuvent contribuer activement au maintien d'une bonne santé.

Il est souvent très facile de déterminer les principaux composés phytochimiques associés à un aliment simplement à partir de la couleur ou de l'odeur de l'aliment. Par exemple, la plupart des fruits aux couleurs vives sont des sources extrêmement importantes d'une classe de molécules appelées **polyphénols**. Plus de 4 000 polyphénols ont été identifiés jusqu'à présent, ces molécules étant particulièrement abondantes dans certaines boissons, tels le vin rouge et le thé vert, ainsi que dans plusieurs aliments solides comme les raisins, les pommes, l'oignon et les baies sauvages. On les retrouve également dans plusieurs herbes et épices, ainsi que dans les légumes et les noix. D'autres classes de composés phytochimiques sont plutôt caractérisées par leur odeur : par exemple, l'odeur de soufre associée à l'ail broyé ou encore au chou cuit est due à la présence de **composés soufrés** dans ces aliments, alors que celle (plus agréable) des agrumes est associée à la présence de certains **terpènes**.

Nous décrirons plus en détail ces différentes molécules dans les chapitres qui leur seront spécifiquement consacrés, mais disons tout de suite que c'est la teneur élevée de certains aliments en ces différentes classes de composés phytochimiques qui leur permet d'exercer leurs fonctions de prévention du cancer et ainsi de pouvoir être considérés comme alicaments. En d'autres termes, un alicament est un aliment, que ce soit un fruit, un légume, une boisson ou encore un produit de fermentation, qui contient en grande quantité une ou plusieurs de ces molécules au potentiel anticancéreux.

Le concept d'alicament nous permet de sélectionner de façon préférentielle les aliments que nous devons absolument inclure dans un régime alimentaire destiné à prévenir le développement du cancer. Car si tous les fruits et légumes contiennent (par définition) des composés phytochimiques, la *quantité* de même que la *nature* de ces composés varient énormément d'un fruit à l'autre et d'un légume à l'autre. Tous les fruits et légumes n'ont pas été créés égaux : la pomme de terre ou la carotte ne peuvent être comparés au brocoli ou au chou frisé en ce qui concerne leur teneur en composés phytochimiques actifs contre le cancer, pas plus que le raisin ou la canneberge ne sont comparables à la banane. Il existe des différences importantes

---

Les polyphénols et la santé

La plus grande classe de composés phytochimiques trouvée dans la nature

Molécules responsables de l'astringence et de l'amertume des aliments

Très grande variation de l'apport en polyphénols selon le régime alimentaire : de 0 jusqu'à 1 g par jour

dans les taux de composés actifs associés aux aliments et, dans quelques cas, certains composés ne se retrouvent que dans un seul aliment.

Cette notion est capitale quand on tente d'expliquer les propriétés anticancéreuses des fruits et des légumes, car, par un curieux hasard, **plusieurs des composés phytochimiques qui possèdent les plus fortes activités de prévention du cancer ne sont présents que dans certains aliments bien précis** (Figure 20). Que ce soit les isoflavones du soja, le resvératrol du raisin, la curcumine de l'épice curcuma, les isothiocyanates et indoles du brocoli ou encore les catéchines du thé vert, toutes ces molécules anticancéreuses ont une distribution dans la nature extrêmement restreinte. Autrement dit, s'il est vrai que, de manière générale, les fruits et les légumes sont parties intégrantes d'un régime alimentaire équilibré, il faut examiner de plus près les composés phytochimiques qu'ils contiennent dans le cadre d'un régime visant à réduire les risques de cancer.

De la même façon, il est impératif d'augmenter la portée de ces recommandations pour y inclure trois aliments possédant parmi les plus hauts taux de composés anticancéreux trouvés dans la nature, soit le thé vert, le soja ainsi que l'épice curcuma. Car en plus des faits scientifiques montrant incontestablement les propriétés anticancéreuses des molécules associées à ces aliments, et que nous traiterons dans les chapitres suivants, il faut souligner une forte coïncidence : les pays ayant les plus faibles taux de cancer, les pays asiatiques en particulier, comptent précisément le thé vert, le soja et le curcuma comme base de leur alimentation.

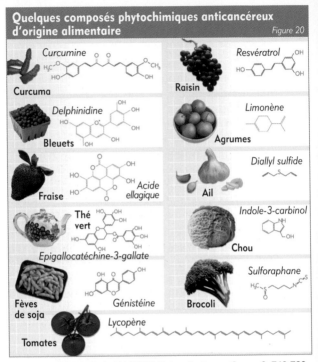

Quelques composés phytochimiques anticancéreux d'origine alimentaire
Figure 20

Curcumine — Curcuma
Resvératrol — Raisin
Delphinidine — Bleuets
Limonène — Agrumes
Acide ellagique — Fraise
Diallyl sulfide — Ail
Épigallocatéchine-3-gallate — Thé vert
Indole-3-carbinol — Chou
Génistéine — Fèves de soja
Sulforaphane — Brocoli
Lycopène — Tomates

D'après Surh, Y-J (2003) Nature Review on Cancer 3, 768-780

Cela implique des modifications importantes du régime alimentaire typique des sociétés occidentales. En effet, combiner des aliments aussi divers que tomates, choux, thé vert, piments, curcuma, soja, ail, raisin, d'une certaine façon, équivaut à intégrer des millénaires de traditions culinaires développées par les cultures du monde, tant européenne qu'asiatique. Mais c'est aujourd'hui possible pour la grande majorité des gens, grâce à un accès facile à des denrées alimentaires provenant des quatre coins du monde.

ET BEAUCOUP PLUS
QUE DES ANTIOXYDANTS !

Avant de décrire les façons par lesquelles les composés phytochimiques peuvent être bénéfiques pour la prévention du cancer, il est important de mentionner un point fondamental : ces molécules ne sont pas que des antioxydants. Il est actuellement impossible de parler des propriétés bénéfiques d'un aliment sans qu'il soit fait mention de son « potentiel antioxydant » ou de son contenu élevé en « antioxydants ». En fait, de nos jours, le terme antioxydant est tellement utilisé à toutes les sauces, tant dans la presse scientifique que dans les médias de masse, qu'on pourrait penser que la seule fonction des aliments est de constituer une source d'antioxydants (et évidemment de vitamines, mais puisque les vitamines possèdent la plupart du temps des propriétés antioxydantes...) et que c'est seulement ce caractère qui fait qu'un aliment est bon ou mauvais pour la santé (voir encadré).

Effectivement, plusieurs composés phytochimiques, et notamment les polyphénols, possèdent une structure chimique idéale pour absorber les radicaux libres et, de fait, ces molécules sont des antioxydants beaucoup plus puissants que les vitamines. Par exemple, une pomme de taille moyenne, qui contient relativement peu de vitamine C, soit environ 10 mg, possède une activité antioxydante équivalente à celle de 2 250 mg de vitamine C ! Autrement dit, les propriétés antioxydantes des fruits et légumes tiennent plus à la présence de composés phytochimiques, tels les polyphénols, alors que leur contenu en vitamines ne joue qu'un rôle assez mineur dans ces propriétés.

Qu'est-ce qu'un antioxydant ?

L'oxygène de l'air que nous respirons sert de combustible à nos cellules pour produire de l'énergie chimique sous la forme d'une molécule extrêmement importante, l'ATP. Cette combustion n'est cependant pas parfaite et génère des quantités considérables de « déchets », communément appelés « radicaux libres ». Ces radicaux libres sont nocifs pour la cellule, car ils attaquent la structure de plusieurs de ses constituants, particulièrement l'ADN, les protéines et les lipides, ce qui provoque des dommages considérables. En vieillissant, une cellule peut accumuler plus de 50 000 lésions dues aux radicaux libres et cette altération de l'ADN contribuerait au développement du cancer.

Pour simplifier, disons qu'un antioxydant est tout simplement une molécule qui transforme ces radicaux libres en produits inoffensifs et réduit ainsi leurs effets néfastes. Nos cellules contiennent plusieurs molécules antioxydantes pour se protéger de ces radicaux libres, mais certaines personnes pensent que cette défense serait insuffisante pour contrer les effets négatifs de la multitude d'agresseurs toxiques d'origine alimentaire et environnementale qui nous entourent (radiations ionisantes, rayons ultraviolets, fumée de cigarette...). Selon cette théorie, l'addition d'antioxydants à l'alimentation pourrait apporter des renforts au système de défense naturelle de nos cellules et ainsi nous protéger du cancer. Bien qu'attrayante, cette théorie a néanmoins pris du plomb dans l'aile à la suite des résultats obtenus avec les suppléments contenant de fortes doses de vitamines A et E : au lieu de protéger des fumeurs du cancer, ces antioxydants augmentaient au contraire les risques de développer la maladie.

Par contre, d'autres classes de composés dont nous verrons l'importance dans le chapitre suivant, les isothiocyanates, ont une activité antioxydante très moyenne et sont pourtant parmi les molécules pouvant le plus avoir une influence sur le développement du cancer. Donc, si l'activité antioxydante est une propriété de plusieurs molécules, cette propriété n'est pas nécessairement responsable de ses effets biologiques. Par exemple, deux polyphénols possédant à peu de chose près le même potentiel antioxydant ont des effets tout à fait distincts sur une cellule cancéreuse, l'une des molécules pouvant inhiber complètement une enzyme alors que l'autre reste sans effet. La théorie des antioxydants concorde également plus ou moins bien avec certaines données accumulées au fil des années ; ainsi, bien qu'une pomme de terre au four (avec sa peau) ait une activité antioxydante quatre fois plus élevée que le brocoli, douze fois plus que le chou-fleur et vingt-cinq fois plus que la carotte, elle présente un faible potentiel en prévention du cancer. Il serait également faux de conclure qu'une tasse de café, avec son contenu en antioxydants dix fois supérieur à celui d'un verre de jus d'orange, procure un avantage marqué pour la santé. Donc, si les propriétés antioxydantes sont une caractéristique commune à plusieurs aliments d'origine végétale et peuvent certainement contribuer à contrecarrer les effets néfastes des radicaux libres, notamment en ce qui concerne l'oxydation des parois des vaisseaux à l'origine de plusieurs maladies vasculaires, il faut cependant être conscient des limites de cette théorie et cesser de voir ces aliments seulement comme source d'antioxydants.

Au contraire, l'avantage d'un régime alimentaire basé sur un apport quotidien d'alicaments réside dans la grande polyvalence du mode d'action des

Les antioxydants : quelques chiffres

- Une vieille cellule peut accumuler jusqu'à 67 000 dommages au niveau de l'ADN.

- Une personne de 70 kg produit jusqu'à 1,7 kg de radicaux libres par année.

- La contribution de la vitamine C aux défenses antioxydantes n'excède pas 15 %.

Actions des agents anticancéreux — Figure 21

Cancérigènes alimentaires
Rayons UV
Cigarette
Radicaux libres

Initiation (jours)	Promotion (1 à 40 ans)		Progression (1 an et plus)	
Cellule normale	Cellule initiée	Cellule pré-cancéreuse	Cellule cancéreuse	Tumeur maligne

Détoxification
Élimination

angiogenèse

Blocage de l'action des cancérigènes	Blocage de la promotion et progression des cellules cancéreuses	
Sulforaphane	Curcumine	Anthocyanidines
Indole-3-carbinol	EGCG	Acide ellagique
Diallyl sulfide	Génistéine	Acides gras oméga-3
Acide ellagique	Resvératrol	Limonène
	Lycopène	Proanthocyanidines

composés présents dans ces aliments. Loin d'être seulement des neutralisateurs de radicaux libres, les composés phytochimiques possèdent la propriété de cibler un grand nombre d'événements distincts, tous associés au développement du cancer (Figure 21), certaines de ces molécules agissant même à plusieurs niveaux. Certains composés actifs, comme ceux provenant de l'ail et du chou, agissent en empêchant l'activation des substances cancérigènes, alors que d'autres, comme certains polyphénols (resvératrol, curcumine, catéchines ou génistéine), empêchent la croissance des tumeurs en interférant directement avec les cellules tumorales ou encore en contrecarrant la formation des nouveaux vaisseaux sanguins essentiels au développement du cancer.

À plusieurs égards, ces processus visés par les composés d'origine nutritionnelle sont analogues à ceux de molécules synthétiques qui sont actuellement développées comme médicaments, illustrant encore une fois à quel point les aliments riches en molécules anticancéreuses possèdent une action semblable à celle des médicaments. Cette combinaison de composés phytochimiques laisse donc à la tumeur peu de chances de se développer, car en éliminant dès le départ l'activité mutagénique des cancérigènes, et en contrôlant la croissance de tumeurs microscopiques ayant malgré tout pu se développer, ces composés parviennent à maintenir la tumeur éventuelle à un stade primitif non dommageable pour l'organisme.

EN RÉSUMÉ

- Les végétaux ne sont pas qu'une source de vitamines et de minéraux : ils contiennent également plusieurs milliers de composés phytochimiques qui jouent des rôles clés dans le maintien de la bonne santé de ces plantes.

- Ces composés phytochimiques possèdent des propriétés anticancéreuses très puissantes qui ciblent les processus impliqués dans le développement du cancer.

- Une alimentation basée sur un apport constant en aliments contenant des taux exceptionnels de ces composés représente la meilleure arme actuellement à notre disposition pour la prévention du cancer.

Deuxième partie

LES ALICAMENTS,
des aliments anticancéreux

> *Je veux qu'on agisse,*
> *et qu'on allonge les offices de la vie,*
> *tant qu'on peut : et que la mort*
> *me trouve plantant mes chous.*

Michel Eyquem de Montaigne,
Essais, I, XIX (1595)

Chapitre 6

Les cellules cancéreuses détestent les choux !

Une légende grecque, fondée sur les récits de *L'Iliade*, raconte que Dionysos, le dieu de la vigne, fut fort mal reçu lors de son passage en Thrace. Le belliqueux Lycurgue, roi des Édoniens, repoussa en effet l'armée du dieu à l'aide de son aiguillon de bœuf, le forçant ainsi à se réfugier dans la grotte de Thétis, nymphe de la mer. Cependant, rendu fou par cette victoire, Lycurgue se mit à saccager ce qu'il croyait être les vignes sacrées du dieu, mais qui n'étaient en fait que les pieds de son propre fils, Dryas. Dionysos punit le roi pour ce sacrilège en faisant subir une terrible sécheresse au peuple thrace, sa colère ne pouvant être apaisée que par la mise à mort de Lycurgue. Torturé et écartelé par les Édoniens, Lycurgue pleura de douleur avant de mourir et de ses larmes poussèrent des choux...

Loin d'être la seule histoire rocambolesque associée au chou (on n'a qu'à penser à son rôle dans la naissance des bébés), cette légende constitue néanmoins un reflet de la place importante occupée par ce légume dans l'histoire des civilisations européenne et méditerranéenne. Cultivé depuis au moins

Les choux

Les plantes de la famille du chou appartiennent à une sous-famille de crucifères, connues en botanique sous l'appellation de *Brassica*. Les principaux choux consommés, tous des descendants de l'espèce *Brassica oleracea*, sont les choux pommés (*Brassica oleracea capitata*), le brocoli (*Brassica oleracea italica*), le chou-fleur (*Brassica oleracea botrytis*), les choux de Bruxelles (*Brassica oleracea gemmifera*) et les choux sans tête à feuilles (*Brassica oleracea acephala*) comme le chou kale (chou frisé) et le chou cavalier. Les choux comestibles asiatiques sont des descendants d'une espèce *Brassica* distincte, au goût plus délicat. Il y avait à une époque des centaines de variétés distinctes de choux, aujourd'hui malheureusement disparues, probablement à cause des pressions commerciales d'uniformité et de productivité. À noter que la moutarde, le cresson et le radis appartiennent également aux légumes crucifères, tout comme les espèces oléagineuses de colza et sa variante d'origine canadienne, le canola.

Les choux pommés

Cette catégorie regroupe différents choux, qui se distinguent autant par leur forme que par leur couleur : le chou à feuilles lisses blanc ou rouge, ainsi que le chou de Milan (chou de Savoie) vert, à feuilles cloquées ou frisées, souvent appelé chou frisé en Amérique mais qu'il ne faut pas confondre avec le chou frisé européen, qui correspond plutôt au chou kale, un chou feuillu sans pomme.

Le brocoli

Aujourd'hui légume vedette de tout régime alimentaire « santé » qui se respecte, le brocoli est pourtant longtemps resté relativement inconnu ailleurs que dans ses pays d'origine, le sud de l'Italie et la Grèce. Le mot « brocoli » est d'ailleurs dérivé du latin *bracchium*, signifiant « branche », probablement à cause de sa forme en petits bouquets semblable à celle d'un petit arbre. La culture du brocoli fut longtemps confinée à l'Italie, puis à l'est de la Méditerranée après le déclin de l'Empire romain, et il fallut attendre le mariage de Catherine de Médicis avec Henri II au début du XVIe siècle pour voir son apparition en France sous l'appellation d'« asperge italienne ». De la même façon, ce n'est qu'avec l'arrivée massive d'immigrants italiens que le brocoli fit véritablement son apparition en Amérique, où il est actuellement un des légumes verts les plus populaires.

Le chou-fleur

Cauli-fiori pour les Romains, chou syrien pour les Arabes du XIIe siècle, cette variété de chou est probablement un descendant du brocoli qui a migré vers le Moyen-Orient à la chute de l'Empire romain pour revenir ensuite en Europe. « Le chou-fleur n'est pas autre chose qu'un chou qui est passé par l'université », ironisait Mark Twain dans *Le Calendrier de Pudd'nhead Wilson*, et il n'avait peut-être pas tort si l'on considère les efforts considérables qui ont été nécessaires pour sélectionner ce chou aux fleurs si abondantes et dépourvues de chlorophylle, conséquence de leur enveloppement sous une couche épaisse de feuilles.

Le chou de Bruxelles

On pourrait presque dire que le monde se divise en deux : ceux qui aiment le chou de Bruxelles et ceux qui le détestent. On croit que cette espèce de chou est apparue au XIIIe siècle, mais elle ne s'est vraiment développée qu'à partir du début du XVIIIe siècle dans le nord de l'Europe, près de Bruxelles, tout simplement dans l'optique de rentabiliser au maximum la superficie cultivable nécessaire à l'approvisionnement de la population toujours croissante de la cité. Réussite sur toute la ligne si on en juge par les 20 à 40 petits choux pommés qui peuvent pousser le long d'une seule tige. Les choux de Bruxelles sont véritablement dans une classe à part pour leur contenu en composés phytochimiques anticancéreux et, si on évite de les faire trop cuire, ils peuvent constituer un aliment exemplaire dans une stratégie de prévention du cancer.

Le chou « feuillu »

Ce chou de la variété *acephala*, qui veut littéralement dire « sans tête », se caractérise par des feuilles épaisses non pommées, relativement lisses pour le chou cavalier (collard) ou très frisées dans le cas du chou kale. Les botanistes considèrent que ces choux, et en particulier le kale, sont probablement la forme la plus proche du chou sauvage originel et donc que ces espèces sont certainement parmi les premiers choux cultivés. D'ailleurs, le père de la botanique, le Grec Théophraste (372-287 av. J.-C.), énumère dans ses traités la culture de plusieurs espèces de choux, dont le kale, culture qui fut par la suite confirmée par les Romains Pline et Caton. Surtout populaires en Europe du Nord, ces choux gagneraient à être plus connus, car ils sont des sources exceptionnelles de fer, de vitamines A et C, d'acide folique et de composés anticancéreux, comme nous le verrons plus loin.

6 000 ans et donc probablement le doyen de nos légumes, le chou est omniprésent tant dans l'histoire de l'alimentation que dans les traditions littéraires antique et médiévale et, comme le disait Rabelais dans les aventures de Pantagruel, « O que troys & quatre foys heureulx sont ceulx qui plantent chous », sa culture représentait une sorte de symbole de tranquillité et de pacifisme.

Pourtant, le moins que l'on puisse dire est que ces légumes ne font certainement pas partie des aliments qui suscitent beaucoup de passion et d'enthousiasme chez les gens ! Fades pour les uns, dépourvus de finesse pour les autres, le chou et ses cousins sont plus ou moins méprisés par certaines personnes. Pourtant, récoltés à temps et apprêtés de façon convenable, ces légumes peuvent constituer de véritables délices ! Si vous faites partie de ces gens qui détestent les choux, nous vous invitons à persévérer dans la lecture de ce qui suit, car malgré tout ce qu'on peut dire de négatif sur ces légumes, ils sont parmi les aliments les plus aptes à contrer efficacement le développement du cancer.

Le chou est le prototype d'une famille de légumes appelés *crucifères*, terme servant à désigner la forme en croix des fleurs produites par ces plantes pour se reproduire. Même si cela peut paraître à première vue difficile à croire, les principales espèces de choux existant aujourd'hui, c'est-à-dire brocoli, chou-fleur, choux de Bruxelles, chou frisé, etc., descendent toutes directement du chou sauvage (voir encadré). En effet, c'est à partir de cette plante (*Brassica oleracea*), qui pousse toujours à l'état sauvage sur les terrains accidentés des côtes rocheuses et des falaises de la côte atlantique d'Europe et de la Méditerranée, que les hommes ont domestiqué le chou et forcé la main de l'évolution en sélectionnant, il y a peut-être 4000 ans, certains spécimens qui possédaient des caractéristiques bien précises répondant aux goûts culinaires de ces peuples. Par exemple, les Romains semblaient rechercher un chou dont l'inflorescence était massive et parvinrent ainsi à développer les premières variétés de brocoli et, par la suite, de choux-fleurs. Cette diversification de l'espèce *Brassica* a dû représenter une activité extrêmement importante dans l'Antiquité, car les spécialistes estiment que la plupart des espèces de choux actuellement connues étaient déjà présentes à l'époque romaine, trois siècles avant Jésus-Christ.

LES VERTUS THÉRAPEUTIQUES DU CHOU

Dans les temps anciens, il semble que les plantes de la famille des crucifères étaient principalement cultivées pour leurs vertus médicinales. Que ce soit la moutarde, dont la culture remonte à plus de 6 000 ans en Chine, ou encore les diverses formes de choux décrites par les botanistes grecs et romains, ces cultures visaient essentiellement à produire des plantes pour soulager divers désordres, de la surdité à la goutte, en passant par les troubles gastro-intestinaux. Le chou, en particulier, était considéré comme un aliment médicinal très important pour les civilisations grecque et romaine, supplantant même l'ail à une certaine époque en tant que remède favori. Vanté par Pythagore, baptisé « légume aux mille vertus » par Hippocrate (460-377 av. J.-C.), qui le préconisait, entre autres, comme remède contre la diarrhée et la dysenterie, le chou était véritablement considéré à cette époque comme un aliment nécessaire à une bonne santé. Avec raison d'ailleurs, puisque le cynique Diogène (413-327 av. J.-C.) vécut jusqu'à l'âge vénérable de 83 ans, n'ayant comme domicile qu'un pauvre tonneau et se nourrissant presque exclusivement de choux.

Marcus Porcius Cato, communément appelé Caton l'Ancien (234-149 av. J.-C.), homme d'État romain très puissant qui occupa la plus honorable et la plus redoutée de toutes les fonctions – celle de censeur, magistrat notamment chargé d'établir le montant de l'impôt –, a été le premier à utiliser le terme « Brassica » (du celtique *bresic*, signifiant « chou ») utilisé encore aujourd'hui pour désigner les légumes de cette famille. Très méfiant envers les médecins, tous grecs à cette époque, Caton considérait le chou comme le remède universel contre les maladies, une véritable fontaine de jouvence responsable de sa bonne santé et de sa virilité (il eut un fils à 80 ans). Même s'il occupait ses loisirs à cultiver plus d'une centaine de plantes médicinales, Caton écrivait dans son traité d'agriculture *De agri cultura* que « mangé cru avec du vinaigre, cuit à l'huile ou à la graisse, le chou chasse tout et guérit tout », tant la gueule de bois causée par l'abus de vin que certaines maladies graves ; selon lui, l'application d'une feuille de chou écrasée soulage un chancre qui apparaît sur les seins. Si nous disposons heureusement de moyens modernes plus efficaces pour traiter le cancer du sein, le rôle du chou comme remède aux abus d'alcool semble avoir traversé les âges, d'après la récente apparition sur le marché russe d'une boisson salée faite à base de jus de chou et destinée à atténuer les effets des lendemains de fête difficiles…

LES EFFETS ANTICANCÉREUX DES LÉGUMES CRUCIFÈRES

Les études réalisées jusqu'à présent indiquent que les légumes crucifères sont parmi les principaux responsables des propriétés anticancéreuses associées à la consommation de fruits et de légumes. Par exemple, lors d'une étude analysant 252 cas de cancers de la vessie qui s'étaient développés chez 47 909 professionnels de la santé sur une période de dix ans, la consommation de 5 portions ou plus de légumes crucifères par semaine, en particulier de brocoli et de chou, est associée à une baisse de moitié du risque de cancer de la vessie comparativement aux individus ne consommant qu'une portion ou moins de ces légumes. Même observation pour le cancer du sein : les femmes chinoises qui consomment le plus de crucifères voient leur risque de développer un cancer du sein s'abaisser de moitié par rapport à celles qui n'en consomment pas ou peu, et ce, indépendamment de la quantité de soja consommée. De la même façon, une étude réalisée auprès de 5 000 Suédoises indique que la consommation d'une ou deux portions de crucifères par jour est associée à une baisse de 40 % du risque de développer un cancer du sein. Sans énumérer toutes les études suggérant un réel effet chimioprotecteur des légumes crucifères, mentionnons seulement que leur consommation a également été associée à une baisse du risque de plusieurs autres cancers, comme ceux du poumon, du système gastro-intestinal (estomac, côlon, rectum) ainsi que de la prostate. Dans ce dernier cas, trois portions ou plus de légumes crucifères par semaine se sont même avérées plus efficaces pour prévenir le cancer de la prostate que la consommation de tomates, pourtant suggérée à plusieurs reprises comme étant un aliment prévenant le développement de cette maladie (Chapitre 13). Donc, si la quantité de fruits et de légumes présents dans l'alimentation joue certainement un rôle clé dans la prévention du cancer, ces données indiquent que certains types de légumes, notamment les crucifères, sont particulièrement importants pour contrer le développement de la maladie. Ces observations sont cruciales dans le contexte de l'alimentation occidentale, en particulier nord-américaine, où les pommes de terre occupent jusqu'à 50 % de l'apport quotidien en fruits et légumes et où la place occupée par les légumes crucifères demeure encore très restreinte.

LES COMPOSÉS PHYTOCHIMIQUES DES LÉGUMES DE LA FAMILLE DU CHOU

Les effets spectaculaires des légumes de la famille du chou sur la diminution du risque de développer plusieurs cancers suggèrent que ces légumes constituent une source importante de composés phytochimiques. Effectivement, de tous les végétaux comestibles pour l'homme, les légumes crucifères sont probablement ceux qui contiennent la plus grande variété de molécules

Teneur en glucosinolates des principaux légumes crucifères	*Tableau 8*
Légumes crucifères	Glucosinolates (mg/100 g)
Choux de Bruxelles	237
Collards (choux cavaliers)	201
Kale	101
Cresson de fontaine	95
Navet	93
Chou pommé (blanc ou rouge)	65
Brocoli	62
Chou-fleur	43
Chou chinois (Pak-choi)	54
Chou chinois (Pe-tsai)	21

Les quantités indiquées sont la moyenne des résultats obtenus jusqu'à présent.
Tiré de *Br. J. Nutrition* (2003) 90, 687-697.

phytochimiques aux propriétés anticancéreuses. En plus de plusieurs polyphénols retrouvés chez d'autres aliments protecteurs, présentés plus loin, les légumes crucifères possèdent également la caractéristique de contenir de fortes concentrations d'un groupe de composés appelés *glucosinolates* (Tableau 8).

LES GLUCOSINOLATES

Contrairement à la plupart des composés phytochimiques qui seront décrits dans les chapitres suivants, l'importance des glucosinolates dans la prévention du cancer par l'alimentation n'est pas directement liée à ces molécules mais plutôt à leur propriété de pouvoir libérer deux classes de composés possédant une très forte activité anticancéreuse, les *isothiocyanates* et les *indoles*.

Plus d'une centaine de glucosinolates existent dans la nature, servant de « réservoir » destiné au stockage de plusieurs isothiocyanates et indoles différents, tous dotés d'un très grand potentiel anticancéreux (Tableau 9). Pour illustrer comment tout cela fonctionne, prenons l'exemple d'une personne (soucieuse de sa santé, bien entendu) qui s'apprête à croquer un bouquet de brocoli, une bonne source de glucosinolates. Au cours de la mastication du légume, les cellules de la plante sont brisées, ce qui provoque le

Les légumes crucifères : isothiocyanates	*Tableau 9*
Légumes	**Principaux isothiocyanates**
Chou	Allyl isothiocyanate
	3-Methylsulfinylpropyl isothiocyanate
	4-Methylsulfinylbutyl isothiocyanate
	3-Methylthiopropyl isothiocyanate
	4-Methylthiobutyl isothiocyanate
	2-Phenylethyl isothiocyanate
	Benzyl isothiocyanate
Brocoli	Sulforaphane
	3-Methylsulfinylpropyl isothiocyanate
	3-Butenyl isothiocyanate
	Allyl isothiocyanate
	4-Methylsulfinylbutyl isothiocyanate
Navet	2-Phenylethyl isothiocyanate
Cresson de fontaine	2-Phenylethyl isothiocyanate
Cresson de jardin	Benzyl isothiocyanate
Radis	4-Methylthio-3-butenyl isothiocyanate

mélange des différents compartiments présents dans les cellules, normalement séparés l'un de l'autre.

Les glucosinolates qui étaient stockés dans un des compartiments des cellules de brocoli sont alors mis en contact avec la *myrosinase*, une enzyme présente dans un autre compartiment et qui a pour fonction de couper certaines parties des molécules de glucosinolates. Dans le cas qui nous intéresse, la mastication du brocoli fait en sorte que l'isothiocyanate principal de ce légume, la glucoraphanine, se retrouve soudain en présence de la myrosinase et est immédiatement transformée en sulforaphane, une puissante molécule anticancéreuse (Figure 22). Autrement dit, les molécules anticancéreuses des légumes crucifères sont présentes à l'état latent dans les légumes intacts, mais la consommation de ces légumes permet de libérer les composés actifs anticancéreux, qui peuvent alors accomplir les fonctions anticancéreuses décrites plus loin.

Du fait de la complexité de ce mécanisme, plusieurs facteurs doivent être considérés pour maximiser l'apport en isothiocyanates et indoles offert par le légume crucifère. Premièrement, il est important de noter que les glucosinolates sont très solubles dans l'eau : une cuisson à grande eau des crucifères de seulement dix minutes réduit de moitié la quantité de glucosinolates présents dans ces légumes et est donc à proscrire. Deuxièmement, l'activité de la myrosinase est très sensible à la chaleur, de sorte que la cuisson prolongée des légumes, à grande eau ou non, réduit substantiellement la quantité d'isothiocyanates qui peut être libérée une fois le légume consommé. Certaines

Production de sulforaphane lors de la mastication du brocoli

Figure 22

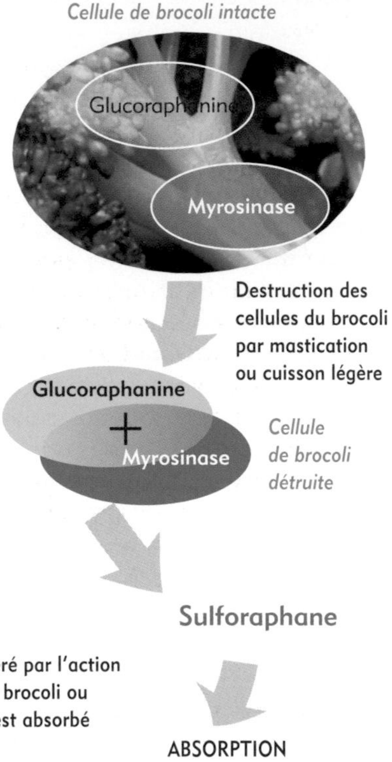

Cellule de brocoli intacte

1

Les glucosinolates comme la glucoraphanine sont séparés de la myrosinase dans les cellules de la plante

Glucoraphanine

Myrosinase

2

Le bris des cellules provoque le mélange des compartiments de la cellule et la glucoraphanine entre en contact avec la myrosinase qui la transforme en sulforaphane

Destruction des cellules du brocoli par mastication ou cuisson légère

Glucoraphanine

+

Myrosinase

Cellule de brocoli détruite

Sulforaphane

3

Le sulforaphane libéré par l'action de la myrosinase du brocoli ou associé à l'intestin est absorbé par le sang

ABSORPTION

études suggèrent qu'une autre myrosinase, présente au niveau de la flore intestinale, pourrait compenser cette inactivation de l'enzyme du légume causée par la chaleur et ainsi augmenter la quantité d'isothiocyanates pouvant être absorbée, mais un tel rôle de la myrosinase intestinale demeure encore obscur. Il est donc préférable de cuire les légumes crucifères le moins possible, dans le minimum de liquide, pour réduire la perte d'activité de la myrosinase et des glucosinolates occasionnée par le trempage des légumes dans l'eau.

Des techniques de cuisson rapide à l'étuvée ou encore sauté au wok sont certainement des façons faciles de maximiser la quantité de molécules anticancéreuses apportée par les légumes crucifères, en plus de rendre ces légumes généralement plus attrayants et de meilleur goût. Les produits surgelés subissent une étape de blanchiment à température élevée lors de leur préparation, ce qui réduit autant leur contenu en glucosinolates que l'activité de la myrosinase, et ces produits sont par conséquent une source de molécules anticancéreuses nettement inférieure aux légumes frais. Enfin, pour favoriser la libération des molécules actives, rappelez-vous de bien mastiquer vos légumes avant d'avaler !

LE SULFORAPHANE, LA « STAR » DES ISOTHIOCYANATES

Les isothiocyanates contiennent dans leur structure un atome de soufre, grand responsable de l'odeur caractéristique produite par la cuisson trop prolongée des choux et de leurs cousins. Puisque chaque isothiocyanate provient de la coupure d'un glucosinolate différent, la nature des isothiocyanates associés aux légumes crucifères dépend évidemment de la nature des glucosinolates présents dans ces légumes. Certains glucosinolates sont présents de façon quasi uniforme dans les légumes crucifères, alors que d'autres membres de cette famille contiennent des quantités extrêmement élevées d'un type précis de glucosinolate et donc de l'isothio-cyanate correspondant. Ces différences dans la composition sont importantes, car certains isothiocyanates possèdent des propriétés anti-cancéreuses plus puissantes que d'autres. C'est notamment le cas du sulforaphane associé au brocoli.

Le sulforaphane a été isolé pour la première fois en 1959 à partir de la passerage drave (*Cardaria draba*), dans laquelle il est présent en très grande quantité. D'un point de vue nutritionnel, le brocoli est cependant de très loin la meilleure source de sulforaphane, cette molécule pouvant atteindre 60 mg par por-tion. Il est également intéressant de noter que les germes de brocoli, que l'on trouve parfois dans les magasins bio, peuvent contenir jusqu'à 100 fois plus de sulforaphane que le brocoli ma-ture, et il serait souhaitable que cet aliment soit plus répandu et consommé davantage, dans les sandwiches par exemple.

Le sulforaphane, et donc le brocoli, mérite une considération particulière dans le cadre de toute stratégie de prévention du cancer par l'ali-mentation. Cet intérêt est justifié par plusieurs résultats obtenus au cours de la recherche des dix dernières années qui indiquent que le sulforaphane accélère considérablement l'élimi-nation par l'organisme des substances toxiques qui ont le potentiel d'induire le cancer. Loin d'être un phénomène sans conséquences, l'augmentation de l'efficacité des systèmes de détoxification par le sulforaphane réduit nettement l'apparition, le nombre et la grosseur des tumeurs mammaires de rats ou de souris provoquées par certaines substances cancérigènes. Comme nous l'avons vu plus haut, les études épidémiologiques indiquent que cet effet anticancéreux pourrait également s'appliquer aux hommes.

Il semble que le sulforaphane soit également capable d'agir directement au niveau des cellules cancéreuses et d'induire leur mort en déclenchant le processus d'apoptose. Au cours d'une série d'études portant sur la capacité des substances d'origine nutritionnelle à provoquer la mort de cellules isolées d'une tumeur cérébrale infantile, le médulloblastome, nous avons observé que le sulforaphane était la seule molécule d'origine nutritionnelle testée capable de provoquer la mort de ces cellules. Cette capacité du sulforaphane à provoquer la mort de cellules cancéreuses a également été observée pour d'autres types de tumeurs, comme celles du côlon et de la prostate, ainsi que dans le cas de la leucémie lymphoblastique aiguë, et suggère donc qu'une action directe de la molécule sur les cellules tumorales contribue à ses propriétés anticancéreuses.

Le sulforaphane possède également des propriétés antibiotiques bactéricides, notamment contre *Helicobacter pylori*, la bactérie responsable des ulcères gastriques. Cette activité de prime abord sans relation directe avec le cancer pourrait néanmoins jouer un rôle extrêmement important dans la protection contre le cancer de l'estomac, puisqu'on estime actuellement que l'infection à *H. pylori*, avec les ulcères gastriques qui en découlent, augmente considérablement (trois à six fois) le risque de cancer de l'estomac. L'ingestion de brocoli permettrait au sulforaphane d'être en contact direct avec la bactérie au niveau même de l'estomac et donc de prévenir à la source le développement de cette maladie. Toutes ces propriétés font du sulforaphane l'isothiocyanate ayant le plus fort potentiel anticancéreux et, par ricochet, du brocoli l'un des aliments les plus importants pour prévenir l'apparition de plusieurs cancers.

Malgré toutes les propriétés bénéfiques associées au sulforaphane, il serait faux de croire que seule la consommation régulière de brocoli peut aider à prévenir le cancer. Les autres isothiocyanates et indoles présents dans les autres membres de la famille des crucifères possèdent également plusieurs propriétés anticancéreuses qui contribuent vraisemblablement à l'effet protecteur de ces légumes. Parmi ces molécules, deux méritent une attention particulière : le phenethyl isothiocyanate (PEITC) ainsi que l'indole-3-carbinol (I3C).

PEITC. Le PEITC est une molécule formée à partir de la gluconasturtiine, un glucosinolate présent en grande quantité dans le cresson de fontaine et le chou chinois. Tout comme le sulforaphane, le PEITC est capable de protéger les animaux de laboratoire de cancers provoqués par l'exposition à des substances toxiques, notamment les cancers de l'œsophage, de l'estomac, du côlon et du poumon. Cependant, il semble de plus en plus certain que le mécanisme d'action anticancéreuse du PEITC impliquerait également une action directe sur les cellules cancéreuses. Le PEITC est en effet un des isothiocyanates les plus toxiques pour les cellules cancéreuses cultivées en laboratoire, notamment celles dérivées de leucémies, de cancers du côlon et de la prostate, cet effet étant lié à la capacité que possède cette molécule de forcer les cellules à mourir par apoptose. Cette propriété suggère donc que le PEITC pourrait non seulement prévenir le développement de tumeurs, mais également jouer un rôle de prévention dans le cas de tumeurs préexistantes. Des sources alimentaires de PEITC, comme le cresson de fontaine, peuvent donc constituer un rempart additionnel contre le développement de certains types de cancers par leurs effets sur l'action de substances hautement cancérigènes. D'ailleurs, certaines études ont montré qu'un apport accru en cresson dans le régime alimentaire d'un groupe de fumeurs (60 g par repas pendant trois jours) était associé à une baisse des formes toxiques de la NNK, une nitrosamine cancérigène du tabac. Étant donné le très fort potentiel cancérigène de la NNK, ces résultats illustrent bien à quel point les isothiocyanates agissent comme de puissants agents protecteurs contre le développement de tumeurs induites par les substances cancérigènes.

I3C. Même s'il provient de l'hydrolyse de glucosinolates comme les isothiocyanates, le I3C est différent de cette classe de molécules, tant du point de vue de sa structure chimique (sans atome de soufre) qu'en ce qui concerne son mode d'action anticancéreuse. Le I3C provient de la dégradation de la glucobrassicine, un glucosinolate trouvé dans la très grande majorité des légumes crucifères, quoiqu'il soit légèrement plus abondant dans le brocoli et les choux de Bruxelles.

Les recherches plus récentes sur le rôle chimiopréventif du I3C ont tendance à s'éloigner de plus en plus de son rôle dans la détoxification des substances cancérigènes pour se concentrer sur son impact sur le métabolisme des estrogènes et sur son aptitude à interférer avec les cancers dépendants des estrogènes, comme les cancers du sein, de l'endomètre et du col de l'utérus. En effet, il semble que le I3C ait la capacité d'induire des modifications dans la structure de l'estradiol qui réduisent la capacité de cette hormone à favoriser la croissance des cellules de ces tissus. Cet effet est bien illustré par certains résultats montrant que des cellules du col de l'utérus contenant le virus du papillome humain HPV16 (la principale cause de ce cancer) et pouvant se développer en cellules cancéreuses à la suite d'un traitement aux estrogènes voient leur croissance stoppée par l'administration de I3C.

En résumé, les efforts considérables déployés par nos lointains ancêtres pour générer toutes ces variétés de choux en valaient certainement la peine si on considère le contenu exceptionnel des légumes crucifères en composés phytochimiques anticancéreux, en particulier de glucosinolates et de leurs formes actives, les isothiocyanates et l'I3C. Inclure ces légumes dans le régime alimentaire représente donc un moyen facile d'apporter à l'organisme des quantités considérables de ces molécules et, par conséquent, de prévenir le développement de plusieurs cancers, notamment ceux du poumon et du tractus gastro-intestinal. Rappelons que les données actuellement disponibles sur les bienfaits du brocoli sont particulièrement encourageantes. Par exemple, un régime comprenant trois ou quatre portions de brocoli par semaine, ce qui est loin d'être excessif, s'est avéré suffisant pour protéger des individus de polypes du côlon, une étape importante dans le développement du cancer de cet organe. Enfin, l'action inhibitrice de certains constituants des légumes crucifères envers les estrogènes fait de ces légumes des éléments essentiels à la lutte contre le cancer du sein.

EN RÉSUMÉ

- Les légumes crucifères contiennent des quantités importantes de plusieurs composés anticancéreux qui freinent le développement du cancer en empêchant les substances cancérigènes de provoquer des dommages aux cellules.

- Le brocoli et les choux de Bruxelles constituent des sources exceptionnelles de ces molécules anticancéreuses et devraient être consommés régulièrement.

- Une cuisson légère ainsi qu'une bonne mastication des légumes est nécessaire pour profiter pleinement de leur potentiel anticancéreux.

*Nous regrettons le poisson
qu'on mangeait pour rien en Égypte !
Et les concombres !
Et les melons ! Et les poireaux !
Et les oignons ! Et l'ail !*

Torah, Livre des Nombres 11 : 5

*L'ail est à la santé ce que
le parfum est à la rose.*

Proverbe provença

CHAPITRE 7

L'ail et l'oignon,
ou comment faire fuir le cancer

Les nombreuses références historiques concernant l'usage de l'ail et de ses cousins de la famille *Allium* (oignon, poireau, etc.) (voir encadré) par les civilisations anciennes représentent un des exemples les mieux documentés de l'utilisation de plantes pour le traitement des maladies et le maintien de la santé en général. Tout au long de l'histoire des plus grandes civilisations, l'ail a toujours été considéré tant comme un aliment que comme un médicament et, de ce fait, aucune autre famille de plantes n'est aussi intrinsèquement liée à l'épanouissement des cultures culinaires et médicales du monde.

La culture de l'ail et de l'oignon tire probablement son origine d'Asie centrale et du Moyen-Orient, il y a au moins 5 000 ans, et s'est par la suite progressivement répandue vers la Méditerranée, en particulier en Égypte, et vers l'Orient, où leur emploi dans la cuisine était déjà courant en Chine plus de 2 000 ans avant J.-C. Les Égyptiens raffolaient particulièrement de l'ail et de l'oignon et leur attribuaient force et endurance. D'ailleurs, l'historien grec Hérodote d'Halicarnasse (484-425 av. J.-C.) relate dans ses écrits la découverte d'inscriptions sur la grande pyramide de Chéops décrivant la somme considérable (1600 talents d'argent) dépensée pour nourrir les ouvriers avec des repas à base d'ail et d'oignon.

Loin d'être un aliment strictement destiné à la classe ouvrière, l'ail avait une grande importance dans les coutumes égyptiennes, comme l'indiquent les gousses retrouvées parmi les richesses du tombeau de Toutankhamon (env. 1500 av. J.-C.). D'ailleurs, le *Codex Ebers*, un papyrus médical égyptien datant de cette époque, mentionne plus de 20 remèdes à base d'ail censés être efficaces pour une variété d'affections telles que maux de tête, vers, hypertension et tumeurs.

Cela dit, l'usage médicinal de l'ail n'est pas propre à l'Égypte mais semble plutôt être commun à la plupart des civilisations anciennes. De nombreuses références aux usages médicinaux de l'ail ont également été faites par Aristote, Hippocrate, Aristophane et le naturaliste romain Pline l'Ancien, ce dernier allant jusqu'à décrire pas moins de 61 remèdes à base d'ail dans son *Histoire naturelle*. L'ail était recommandé pour traiter les infections, les problèmes respiratoires, les problèmes digestifs ainsi que le manque d'énergie. Introduit en Europe par les Romains, son usage s'intensifia au Moyen Âge comme moyen de lutter contre la peste et autres maladies contagieuses puis, aux XVIIIe et XIXe siècles, contre des maladies comme le scorbut et l'asthme. Ce n'est qu'en 1858 que Louis Pasteur confirma finalement les puissants effets antibactériens de l'ail.

LES COMPOSÉS SULFURÉS DE L'AIL ET DE L'OIGNON

On peut sourire en imaginant la surprise des premiers hommes qui ont croqué pour la première fois un bulbe d'ail ou d'oignon ; en effet, comment auraient-ils pu soupçonner que des aliments en apparence aussi inodores soient capables de développer autant d'arôme et de saveur ?

Cette grande différence s'explique par les modifications chimiques qui se produisent dans les bulbes des membres de la famille *Allium* à la suite d'un bris mécanique, d'une façon un peu analogue à ce que nous avons décrit pour les légumes crucifères. L'arôme et le goût si caractéristiques des différentes espèces *Allium* sont dus à leur contenu élevé en plusieurs composés phytochimiques soufrés, c'est-à-dire des molécules qui contiennent un atome de soufre dans leur structure chimique. Prenons l'exemple de l'ail pour illustrer les réactions se déroulant dans la petite gousse que vous vous préparez à écraser pour ajouter au plat sur le feu. Conservés à température fraîche, les bulbes ont graduellement accumulé l'*alliine*, le constituant principal de l'ail. Lorsque vous écrasez la gousse, les cellules du bulbe sont brisées, ce qui provoque la libération d'une enzyme appelée *alliinase* qui entre alors en contact avec l'*alliine* et la transforme très rapidement en *allicine*, une molécule très odorante directement responsable de la forte odeur dégagée par le bulbe que vous venez de broyer. L'allicine est une molécule très abondante (sa quantité peut atteindre jusqu'à 5 mg/g) mais très instable et elle est presque instantanément transformée en produits sulfurés plus ou moins complexes (Figure

Les principaux membres de la famille *Allium*

Ail

Incontestablement le condiment le plus répandu au monde, l'ail (*Allium sativa*) est un ingrédient essentiel de la plupart des traditions culinaires. Dans l'écriture chinoise, le mot signifiant ail, suan, est représenté par un seul signe, ce qui implique une très grande utilisation de cet aliment dès le début de l'évolution de ce langage. Utilisé dès l'Antiquité pour soigner les morsures d'animaux, comme celles des serpents, l'ail a même acquis la réputation légendaire d'être un des moyens les plus efficaces pour éloigner les vampires. Légende d'autant plus étrange que les propriétés anticoagulantes associées à la consommation d'ail devraient plutôt avoir un effet d'attraction sur ces buveurs de sang invétérés !

Oignon

Natif de l'Eurasie, le bulbe de l'*Allium cepa* est maintenant cultivé et consommé comme légume et condiment partout dans le monde. Essentiel à la culture égyptienne, qui le croyait doté de vertus de force et de puissance, symbole d'intelligence dans l'ancienne Chine ou encore légume de base de l'alimentation européenne au Moyen Âge, l'oignon fait depuis longtemps partie intégrante de la civilisation. Au point de vue phytochimique, l'oignon est une source majeure du flavonoïde quercétine, dont la quantité peut atteindre jusqu'à 50 mg/100 g. La molécule responsable des propriétés lacrymales de l'oignon, le propane-thial S-oxyde, est également libérée par le bris du bulbe, mais étant très soluble dans l'eau, elle peut facilement être éliminée si l'on rince l'oignon pelé sous l'eau courante.

Poireau

De saveur plus subtile que ses cousins, le poireau (*Allium porrum*) est une plante originaire de la région méditerranéenne, probablement du Proche-Orient. C'est un légume très anciennement connu et à l'origine de plusieurs anecdotes, notamment sur ses propriétés vocales. Aristote, par exemple, était persuadé que le cri perçant de la perdrix était lié à une nourriture riche en poireaux. Hypothèse qui séduisit l'empereur romain Néron, qui consommait les poireaux en tellement grande quantité pour s'éclaircir la voix qu'il hérita du sobriquet d'empereur « porrophage » ! Notons enfin que le poireau est l'emblème national du pays de Galles, en souvenir d'une bataille mémorable contre les païens saxons (vers 640) lors de laquelle saint David aurait conseillé au roi Cadwallader de distinguer ses guerriers de leurs adversaires en leur faisant porter un poireau dans leurs chapeaux. Les Gallois écrasèrent les Saxons et on célèbre encore cette victoire chaque 1er mars, jour de la Saint-David, en portant un poireau ainsi qu'en mangeant le cawl, un plat traditionnel à base de poireau.

Échalote

Le nom latin de l'échalote (*Allium ascalonicum*) fait référence au lieu d'origine de la plante, Ascalon (Ashqelon), ville de l'ancienne Palestine en bordure de la mer Méditerranée. Les croisés (XIIe siècle) ont probablement introduit l'échalote en Europe, où elle trouva sa terre de prédilection en France. En effet, la France, et principalement la Bretagne, est devenue au fil des années le seul pays producteur de ce condiment (d'où l'appellation courante d'échalote française).

Les échalotes ressemblent beaucoup plus à l'ail qu'à l'oignon, avec un bulbe formé de plusieurs gousses, chacune d'entre elles recouverte d'une pellicule. Le terme « échalote » est souvent utilisé à tort en Amérique pour désigner les oignons verts, qui sont essentiellement des oignons immatures.

Ciboulette

La ciboulette (*Allium schoenoprasum*) tire son nom du latin *cepula*, qui signifie petit oignon. Probablement originaire d'Asie et d'Europe, la ciboulette était particulièrement utilisée en Chine il y a au moins 2 000 ans autant pour parfumer les mets que comme remède pour soigner les saignements et les empoisonnements. C'est au retour de son voyage en Orient que Marco Polo sensibilisa l'Europe à ces propriétés médicinales et culinaires.

23). La plupart des gens ont entendu parler de cette fameuse allicine, car tous les fabricants de suppléments d'ail vantent les bienfaits de leurs produits en grande partie en se basant sur leur contenu en allicine. Sans être nécessairement frauduleuse, cette publicité n'en est pas moins inexacte, car ces suppléments ne contiennent pas de l'allicine mais de l'alliine, et on devrait plutôt parler de leur *potentiel* à provoquer la libération de l'allicine, potentiel qui est directement lié à une bonne préservation de l'activité de l'alliinase présente dans ces suppléments. D'ailleurs, des tests réalisés par un laboratoire américain indépendant ont montré que la quantité d'allicine libérée par ces suppléments peut varier de 0,4 mg à 6,5 mg selon le fabricant. Le moyen le plus simple de connaître exactement la quantité d'allicine ingérée est donc de consommer de l'ail frais.

Des réactions très similaires se produisent dans l'oignon émincé ; dans ce cas, la différence d'odeur est essentiellement due à la nature légèrement différente des molécules présentes dans l'oignon, qui, au lieu de générer de l'allicine et ses dérivés, provoque plutôt la production d'un facteur très irritant pour les yeux.

LES PROPRIÉTÉS ANTICANCÉREUSES DE L'AIL

Les données actuellement disponibles sur le potentiel anticancéreux des légumes de la famille de l'ail suggèrent que ceux-ci joueraient un rôle important dans la prévention des cancers du système digestif, en particulier les cancers de l'œsophage, de l'estomac et du côlon.

Les premiers indices quant à un rôle de prévention du cancer de l'estomac proviennent d'études épidémiologiques menées dans la province de Yangzhong dans le nord-est de la Chine, où l'on remarque une forte proportion de ce type de cancer. L'analyse des habitudes alimentaires des habitants de cette région a permis de démontrer que certaines personnes consommaient relativement peu d'ail et d'oignon et que cette faible consommation était associée à un risque trois fois plus grand de développer un cancer de l'estomac.

Transformation des molécules lors du broyage de l'ail

Figure 23

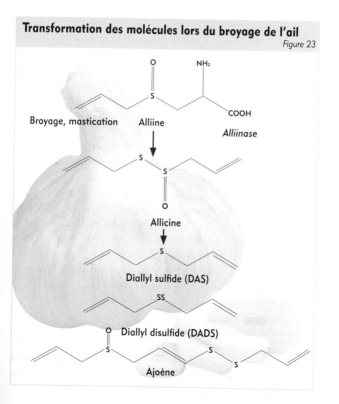

Broyage, mastication   Alliine   Alliinase

Allicine

Diallyl sulfide (DAS)

Diallyl disulfide (DADS)

Ajoène

On a obtenu des résultats similaires en Italie en comparant le régime alimentaire des habitants du Nord, où l'ail est peu utilisé, et de ceux du Sud, grands consommateurs d'ail : une consommation abondante et fréquente de légumes de la famille *Allium* réduit considérablement la fréquence du cancer de l'estomac.

Par ailleurs, on pense que les légumes de la famille de l'ail pourraient prévenir d'autres types de cancers, notamment celui de la prostate. Lors d'une étude menée auprès des habitants de la ville de Shanghai, on a découvert que les personnes qui consommaient plus de 10 g de légumes de la famille *Allium* par jour présentaient 50 % moins de cancers de la prostate que ceux qui en consommaient moins de 2 g/jour. Cet effet protecteur semble être beaucoup plus prononcé pour l'ail que pour les autres légumes de la même famille. Pour le cancer du sein, par contre, les données actuelles ne permettent pas encore d'établir avec précision un rôle protecteur de l'ail. Une étude hollandaise indique que si la consommation d'oignons était liée à une forte réduction du cancer de l'estomac, elle n'avait pas d'impact sur les risques de développer un cancer du sein. Cependant, l'alimentation de base de la population hollandaise comprenant de grandes quantités de matières grasses (une des plus fortes consommations au monde), un facteur fortement soupçonné de causer le cancer du sein, il est à se demander si ce régime alimentaire peut être responsable de ce résultat. À cet égard, il est intéressant de noter que des chercheurs français ont, de leur côté, réussi à mettre en évidence que la consommation d'ail et d'oignon par des femmes du nord-est de la France (Lorraine) était associée à une baisse de cancer du sein.

Les données actuellement disponibles montrent que les quantités de légumes de la famille *Allium* consommées par plusieurs peuples occidentaux sont beaucoup plus faibles que celles qui sont associées à une diminution du risque de cancer de la prostate et du sein. Par exemple, seulement 15 % des hommes britanniques consomment 6 g d'ail (deux gousses environ) par semaine et à peine 20 % des Américaines ingèrent plus de 2 g d'ail par semaine. Étant donné le risque élevé qu'ont ces populations de développer respectivement un cancer de la prostate et du sein, il est probable que la consommation d'ail joue un rôle clé dans les différences de cancers existant entre l'Occident et l'Orient. Ces disparités illustrent l'importance de considérer l'ensemble des facteurs nutritionnels lorsqu'on tente d'établir l'impact de l'alimentation sur le développement du cancer et d'éviter d'ériger un aliment en héros absolu, sans tenir compte de l'apport d'autres aliments.

Bien que plusieurs chercheurs aient postulé que l'allicine soit responsable des propriétés médicinales de l'ail, sa très grande instabilité chimique soulève plusieurs doutes quant à l'efficacité de son absorption par l'organisme et de son action sur les cellules. En fait, comme nous l'avons mentionné plus haut, il est maintenant bien connu que l'allicine est rapidement transformée en une foule de composés tels que l'ajoène, le diallyl sulfide (DAS), le diallyl disulfide (DADS) et plusieurs autres molécules, et que ces dérivés possèdent des activités biologiques très intéressantes qui leur sont propres. Au total, au moins 20 composés dérivés de l'ail ont été étudiés et ont montré des activités anticancéreuses. Cependant, le DAS et le DADS, tous deux solubles dans l'huile, sont généralement considérés comme les principales molécules de l'ail aptes à jouer un rôle dans la prévention du cancer.

En laboratoire, les propriétés anticancéreuses des composés de l'ail ont surtout été étudiées au moyen de modèles animaux où l'apparition d'un cancer est provoquée par des composés chimiques cancérigènes. En règle générale, les résultats obtenus sur les animaux concordent avec les observations réalisées dans la population, c'est-à-dire que les composés phytochimiques de l'ail et de l'oignon ont la propriété de prévenir l'apparition ou encore la progression de certains cancers, en particulier ceux de l'estomac et de l'œsophage, bien que des effets aient également été notés pour le cancer du poumon, du sein et du côlon. L'ail semble être particulièrement efficace pour éviter le développement des cancers causés par les nitrosamines, une classe de composés chimiques possédant un très fort potentiel cancérigène. Ces composés chimiques sont formés par la flore intestinale à partir des nitrites, une classe d'agents alimentaires très utilisés comme conservateurs, en particulier dans les marinades et dans les produits à base de viande comme les saucisses, le bacon et le jambon. Donc, en empêchant la formation de nitrosamines, des carcinogènes puissants qui se lient à l'ADN, les composés phytochimiques de l'ail réduisent le risque que ces composés provoquent des mutations dans l'ADN et, par là même, le risque de développer un cancer. Cet effet protecteur de l'ail face aux nitrosamines semble très puissant, car, chez des rats de laboratoire, le DAS est même capable de neutraliser le développement du cancer du poumon provoqué par la NNK, une nitrosamine extrêmement toxique formée par la transformation de la nicotine lors de la combustion du tabac. L'ail semble avoir un meilleur effet protecteur que l'oignon bien que, dans ce dernier cas, il ait été suggéré que la consommation d'oignons était elle aussi associée à un risque moindre de développer des cancers de l'estomac.

Les composés de l'ail et de l'oignon pourraient également interférer avec le développement des cancers par leur effet sur les systèmes responsables de l'activation et de la détoxification des substances étrangères ayant un potentiel cancérigène (Chapitre 6). En effet, plusieurs composés, comme le DAS, inhibent les enzymes responsables de l'activation des carcinogènes tout en augmentant celles impliquées dans l'élimination de ces composés. La conséquence immédiate de ces deux propriétés est que les cellules sont moins exposées aux agents cancérigènes et donc moins susceptibles de subir des dommages au niveau de leur ADN entraînant le développement du cancer. Les composés de l'ail, tout comme ceux présents dans les légumes de la famille du chou, peuvent donc être considérés comme des agents de prévention de première ligne, empêchant le développement du cancer dès le départ.

En plus de leurs activités directes sur les substances cancérigènes, les composés de l'ail pourraient également attaquer directement les cellules des tumeurs et provoquer leur destruction par le processus d'apoptose (Chapitre 2, p. 51). En effet, le traitement de cellules isolées de cancers du côlon, du sein, du poumon, de la prostate ou encore de leucémies avec différents composés de l'ail provoque des changements extrêmement importants dans la croissance des cellules tumorales et active le processus menant à leur mort. La molécule la plus apte à provoquer la mort de ces cellules semble être le DAS, quoique des effets similaires soient également observés avec d'autres dérivés, comme l'ajoène. Nous avons également observé que le DAS pourrait contribuer à la mort des cellules cancéreuses en modifiant leur aptitude à exprimer certaines protéines qui confèrent aux cellules la capacité de résister à certains médicaments de chimiothérapie.

En résumé, les propriétés anticancéreuses des légumes de la famille de l'ail semblent principalement liées à leur contenu en composés sulfurés. Néanmoins, dans le cas de l'oignon notamment, il ne faut certainement pas négliger l'apport important en certains polyphénols, comme la quercétine, une molécule pouvant empêcher la croissance d'un très grand nombre de cellules cancéreuses cultivées en laboratoire et qui interfère avec le développement de cancers chez les animaux. Quoi qu'il en soit, dans l'état actuel des connaissances, il est de plus en plus certain que les composés de l'ail et de l'oignon peuvent agir comme de puissants inhibiteurs du développement du cancer en ciblant au moins deux processus impliqués dans le développement des tumeurs. D'une part, ces composés pourraient prévenir l'activation des substances cancérigènes en diminuant leur réactivité ainsi qu'en accélérant leur élimination, ces deux effets contribuant à réduire les dommages causés par ces substances à l'ADN, principale cible visée par ces cancérigènes. D'autre part, ces molécules sont également capables de réduire la propagation des tumeurs en interférant avec le processus de croissance des cellules cancéreuses, ce qui provoque la mort de ces cellules par apoptose. Même si d'autres études sont nécessaires pour identifier avec encore plus de précision les moyens par lesquels les molécules dérivées de l'ail et de l'oignon parviennent à exercer ces différentes actions, il ne fait toutefois aucun doute que l'ail et les autres végétaux de cette famille méritent une place importante dans une stratégie de prévention du cancer pur l'alimentation. L'ail peut faire fuir beaucoup plus que les mauvais esprits et les vampires !

EN RÉSUMÉ

- L'ail et ses cousins freinent le développement du cancer, tant par leur action protectrice envers les dommages causés par les substances cancérigènes que par leur capacité à empêcher la croissance des cellules cancéreuses.

- Les molécules responsables de ces effets anticancéreux sont libérées par le bris mécanique des légumes.

- L'ail fraîchement écrasé est de loin la meilleure source de composés anticancéreux et doit être préféré aux suppléments.

« *La découverte d'un mets nouveau
fait plus pour le genre humain
que la découverte d'une étoile.* »

Jean-Anthelme Brillat-Savarin,
La Physiologie du goût (1825)

CHAPITRE 8

Le soja apprivoisé

L'origine exacte de la culture du soja demeure inconnue, mais il est cependant admis qu'elle s'est considérablement développée il y a environ 3 000 ans en Mandchourie, dans le nord-est de la Chine (actuelles provinces de Liaoning, Jilin et Heilongjiang) au cours de la période correspondant à la dynastie Zhou (Tcheou) (1122-256 av. J.-C.). À cette époque, le soja était considéré comme l'une des cinq graines sacrées, avec l'orge, le blé, le millet et le riz, mais selon certains spécialistes, ce caractère sacré était surtout lié à son utilisation comme fertilisant des sols pour ses propriétés de fixation de l'azote. En effet, le soja, comme toute la grande famille des légumineuses (haricots, doliques, pois et lentilles, par exemple), possède la caractéristique d'assimiler l'azote présent dans l'atmosphère et de le transmettre à la terre. Ces plantes sont donc extrêmement rentables puisqu'elles permettent de bonifier le sol tout en formant des substances hautement nutritives dans un laps de temps relativement court.

Le soja n'aurait été véritablement inclus dans l'alimentation qu'après la découverte des techniques de fermentation au temps de la dynastie Zhou. En effet, les premiers aliments fabriqués à partir de

Les principales sources alimentaires de soja

Les fèves nature (edamame)

L'*edamame*, qui veut dire en japonais « fèves sur la branche », constitue l'amuse-gueule par excellence du Japon. Les cosses sont récoltées hâtivement pour éviter le durcissement excessif des fèves. Après avoir été légèrement bouillies, elles sont mangées directement à partir des cosses. En Occident, on peut trouver les cosses surgelées dans bon nombre de supermarchés. C'est certainement la façon la plus savoureuse et agréable de consommer du soja, d'autant plus que ces fèves sont également une excellente source de composés phytochimiques anticancéreux, les isoflavones.

Le miso

Le miso est une pâte fermentée faite d'un mélange de fèves de soja, de sel et d'un agent fermentant (koji) provenant généralement du riz et contenant l'*Aspergillus oryzae*. Les ingrédients sont mélangés et mis à fermenter pendant une période de six mois à cinq ans. Apparu au Japon vers les années 700, le miso est depuis la période Muromachi (1338-1573) l'un des plus importants ingrédients de la cuisine traditionnelle japonaise. Historiquement, le miso fut utilisé sous forme de soupe pour compenser le manque de protéines imposé par l'interdiction bouddhiste de consommer de la viande et, encore aujourd'hui, la soupe miso constitue la base de l'alimentation traditionnelle japonaise *ichiju issai* (une soupe, accompagnée d'un plat avec légumes et de riz). Au Japon, pas moins de 4,9 kg de miso sont consommés par personne chaque année !

La sauce soja

La sauce soja constitue le premier ingrédient de l'assaisonnement japonais et est incontestablement le plus célèbre des aliments à base de soja en Occident. Cette sauce est obtenue par fermentation des fèves de soja à l'aide d'un champignon microscopique, l'*Aspergillus sojae*. Les variétés de sauce de soja sont le *shoyu*, un mélange de fèves soja et de blé, le *tamari*, fait seulement à partir de fèves de soja, ainsi que la sauce *teriyaki*, qui inclut d'autres ingrédients comme le sucre et le vinaigre.

Les fèves rôties

Les fèves sont trempées dans l'eau et rôties jusqu'à ce qu'elles deviennent brunâtres. D'apparence et de saveur comparables aux arachides, ces fèves sont un plat intéressant étant donné leur teneur élevée en protéines et en isoflavones. Au Japon, les fèves de soja rôties sont surtout mangées le 3 février de chaque année au « Setsubun », la fête qui célèbre le passage de l'hiver au printemps, d'où leur nom de *Setsubun no mame*. Dans chaque foyer durant le Setsubun, quelqu'un porte un masque de démon et les enfants de la maison le chassent en lui lançant des fèves de soja et en disant : *Fuku wa uchi, oni wa soto* (Le bonheur dans la maison, le démon dehors). La coutume veut qu'il faille manger le nombre de fèves correspondant à son âge pour éloigner la maladie durant l'année qui vient.

Le tofu

La fabrication du tofu remonte probablement à la période Han occidentale (220-22 av. J.-C.) en Chine. Cette technique est basée sur la pressurisation des fèves de soja préalablement trempées dans l'eau, qui provoque l'extraction d'un liquide blanchâtre, le « lait ».

Le tofu est traditionnellement obtenu par coagulation de ce « lait » à l'aide d'un composé naturel marin, le *nigari*, ou encore par le chlorure de magnésium (extrait du nigari), le chlorure de calcium (produit tiré d'un minerai extrait de la terre), le sulfate de calcium (gypse), le sulfate de magnésium (sel d'Epsom) ou des acides (jus de citron, vinaigre). Le tofu occupe une place centrale dans toutes les cuisines asiatiques avec une consommation annuelle par personne d'environ 4 kg pour 100 g en Occident. Bien que la saveur du tofu soit relativement fade, elle peut être grandement modifiée selon les ingrédients qui y sont ajoutés, puisqu'il absorbe le parfum des aliments avec lesquels il est préparé.

Le lait de soja

Contrairement à la croyance populaire, la consommation de lait de soja (*tonyu*) est un phénomène récent en Asie et, ironiquement, a été grandement popularisée par Harry Miller, un médecin et missionnaire adventiste américain qui a établi les premières usines de fabrication de lait de soja en 1936 en Chine et en 1956 au Japon. En Chine et en Corée, seulement 5 % de l'apport en soja provient du lait et ce pourcentage est encore plus faible au Japon. Le lait de soja a pour de nombreuses personnes un goût désagréable qui est dû à la présence de composés odorants produits par une enzyme appelée lipooxygénase, libérée par la pressurisation des fèves. Il est donc souvent vendu sous forme de boisson aromatisée contenant des quantités assez importantes de sucre. Si vous désirez boire du lait de soja, lisez bien l'étiquette du produit avant de l'acheter, car certaines préparations sont plus proches d'une boisson synthétique que d'un véritable lait, puisqu'elles sont faites à partir de protéines de soja isolées auxquelles sont ajoutés différents ingrédients.

la fève de soja furent le résultat de fermentations, comme le miso et la sauce soja, suivis par la découverte de la fabrication du tofu (voir encadré). Quoi qu'il en soit, c'est au cours de cette période que la culture comme les procédés de fermentation du soja se sont progressivement répandus dans le sud de la Chine, pour ensuite gagner au cours des siècles suivants la Corée, le Japon et le Sud-Est asiatique, où ces peuples appréciaient la facilité de culture du soja, ses propriétés nutritives exceptionnelles ainsi que ses vertus médicinales. Encore de nos jours, la consommation de soja et de ses produits dérivés fait partie intégrante des traditions culinaires des pays asiatiques.

Si ces aliments font partie du quotidien des Japonais, Chinois et Indonésiens, entre autres, force est d'admettre que le soja demeure encore inconnu en Occident et que seule une minorité de personnes l'ont intégré à leur alimentation. Par exemple, la consommation quotidienne moyenne de soja est approximativement de 65 g par personne au Japon et d'environ 40 g en Chine, alors qu'en Occident elle n'excède pas 1 g. En Occident, les légumineuses comme le soja sont classées dans la pyramide alimentaire aux « viandes et substituts », une classification quelque peu injuste compte tenu de leur richesse en pro-téines, en acides gras essentiels, en vitamines et minéraux ainsi qu'en fibres alimentaires. Il s'agit véritablement d'un aliment exemplaire dont le potentiel demeure encore largement inexploité dans nos sociétés. D'autant plus que, comme nous le verrons dans ce chapitre, les fèves de soja non seulement représentent une source nutritive intéressante, mais sont également une source extrêmement importante de molécules phytochi-miques anticancéreuses.

LES ISOFLAVONES, UN INGRÉDIENT ESSENTIEL AUX PROPRIÉTÉS BÉNÉFIQUES DU SOJA

Les composés phytochimiques principaux associés au soja sont un groupe de polyphénols appelés *isoflavones*. Bien que présentes également dans quelques autres végétaux, comme les pois chiches, seule la consommation de soja permet de fournir à l'organisme des quantités appréciables d'isoflavones.

Comme le montre le tableau suivant (Tableau 10), la plupart des produits dérivés du soja contiennent une quantité importante d'isoflavones, sauf la sauce soja, où la majorité de ces molécules sont dégradées durant le long processus de fermentation, et l'huile de soja (souvent vendue sous l'appellation «huile végétale» dans les supermarchés), qui en est totalement dépourvue. Les plus fortes concentrations d'isoflavones se retrouvent dans la farine de soja (kinako), dans les fèves de soja nature ou rôties ainsi que dans certains produits fermentés, comme le miso. Le lait de soja et le tofu contiennent également une quantité très appréciable d'isoflavones.

Si la consommation d'aliments à base de soja est très faible en Occident, il n'en demeure pas moins que la plupart d'entre vous consommez à votre insu beaucoup de protéines de soja. En Occident, les produits à base de soja sont dits de « deuxième génération », c'est-à-dire des produits industriels où les protéines animales sont remplacées ou encore bonifiées par l'ajout de protéines dérivées du soja. Donc, au lieu d'être considérées comme des aliments à part entière comme en Orient, les protéines du soja sont plutôt utilisées comme *ingrédients* mineurs

Teneur en isoflavones des principaux aliments dérivés des fèves de soja

Tableau 10

Aliments	Isoflavones (mg/100 g)
Farine (kinako)	199
Fèves rôties (Setsubun no mame)	128
Fèves vertes bouillies (edamame)	55
Miso	43
Tofu	28
Lait de soja (Tonyu)	9
Sauce de soja (Shoyu)	1,7
Saucisse de tofu	3
Pois chiches	0,1
Huile de soja	0

Source : *USDA Database for Isoflavone Content of Selected Foods, 2001.*

dans des produits aussi variés que les hamburgers, saucisses, produits laitiers, pains, pâtisseries et biscuits.

Ces produits, typiquement occidentaux, ne contiennent en général que très peu d'isoflavones, puisqu'ils sont fabriqués avec des concentrés de protéines issus du traitement industriel des fèves (extraction à l'aide de solvants dérivés du pétrole, traitement à haute température, lavage avec des solutions à base d'alcool). Les protéines de soja obtenues par ces procédés n'ont donc que très peu de choses à voir avec celles présentes dans les fèves d'origine. Par conséquent, si la substitution de protéines animales par des protéines végétales dans ces aliments peut présenter un avantage nutritionnel (quoique l'utilisation grandissante de soja d'origine transgénique pose également d'importants problèmes éthiques et écologiques), l'addition de ces substituts n'augmente pas leur contenu en isoflavones, car les protéines utilisées ont été soumises à de tels procédés avant d'être intégrées dans l'aliment que les propriétés anticancéreuses du soja ont disparu depuis longtemps.

Le contenu en isoflavones des aliments dérivés du soja est important, car ces molécules peuvent avoir une influence sur plusieurs événements associés à la croissance incontrôlée des cellules cancéreuses. Les principales isoflavones du soja sont la génistéine et la daidzéine, alors que la glycitéine est présente en plus faible quantité. Une caractéristique intéressante des isoflavones est leur ressemblance frappante avec une classe d'hormones sexuelles féminines appelée estrogènes et, pour cette raison, ces molécules sont souvent appelées phytoestrogènes (Figure 24). La plupart des scientifiques s'intéressant au potentiel anticancéreux des isoflavones du soja considèrent la génistéine comme la principale molécule responsable de ces effets, de par sa capacité à bloquer l'activité de plusieurs enzymes impliquées dans la prolifération incontrôlée des cellules tumorales, provoquant du même coup l'arrêt de leur croissance.

Nous l'avons mentionné précédemment, en plus de leurs effets sur l'activité de plusieurs protéines impliquées dans la croissance des cellules tumorales de cancer du sein ou de la prostate, les phytoestrogènes pourraient également agir comme antiestrogènes et ainsi diminuer la réponse des cellules à ces hormones. Le principe est le suivant : la génistéine est capable de se lier au récepteur des estrogènes, mais cette affinité est plus faible et ne permet pas d'induire une réponse aussi forte que celle provoquée par l'hormone. En revanche, la similitude de structure de la génistéine lui permet d'encombrer l'espace utilisé par l'estrogène, ce qui a pour résultat de

diminuer sa liaison au récepteur et, par conséquent, les effets biologiques découlant de cette
interaction (voir Figure 12, p. 77). Ce mécanisme
est analogue à celui utilisé par le tamoxifène, couramment utilisé pour le traitement du cancer du
sein et qui possède une affinité pour le récepteur
à estrogènes identique à celle de la génistéine.
Cette propriété de la génistéine et des autres
isoflavones d'agir sur les récepteurs hormonaux
suscite beaucoup d'espoir pour la prévention des
cancers dont la croissance dépend des hormones
(voir encadré).

Structure des hormones sexuelles et des phytoestrogènes

Figure 24

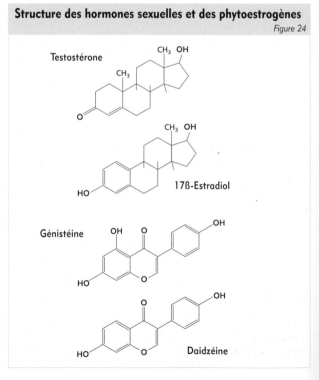

Les isoflavones et les cancers du sein et de la prostate

Les cancers du sein et de la prostate sont ce qu'on appelle communément des cancers « hormono-dépendants », c'est-à-dire que leur croissance dépend en grande partie des taux d'hormones sexuelles dans le sang. Dans des conditions normales, la quantité de ces hormones présentes dans l'organisme est étroitement surveillée par plusieurs systèmes de contrôle qui veillent à ce que leur taux ne dépasse pas une certaine limite. Ces contrôles sont importants, car certaines hormones, comme les estrogènes, sont de puissants stimulateurs de la croissance des tissus et une trop grande quantité de ces hormones dans le sang peut provoquer une croissance incontrôlée et générer un cancer. C'est pour cette raison que, dans les cas de cancers du sein par exemple, il est courant d'observer dans le sang des quantités d'estrogènes beaucoup plus élevées que chez des personnes sans cancer. Les facteurs responsables des taux plus élevés d'hormones sexuelles chez les patients atteints de ces types de cancers demeurent encore très mal compris mais pourraient inclure des éléments du régime alimentaire. Par exemple, l'apport massif en matières grasses d'origine animale, et la surcharge corporelle qui s'ensuit, représente un facteur de risque extrêmement important pour le développement de certains cancers hormono-dépendants comme ceux de l'endomètre ou du sein. Les femmes obèses ont des quantités élevées d'insuline dans le sang, ce qui, par des mécanismes fort complexes, modifie complètement les niveaux d'estrogènes et de progestérone de leur organisme. Mentionnons seulement que les taux d'estrogènes augmentent de façon importante, ce qui mène à une surstimulation des cellules de l'endomètre ou encore du sein et à une croissance excessive de ces tissus.

Dans le cas du cancer de la prostate, la contribution des androgènes au développement de cette maladie n'est plus à démontrer. La croissance excessive de la prostate semble un phénomène inévitable, puisque environ 30 % des hommes âgés de 50 ans ont un cancer de la prostate à l'état latent. Plusieurs facteurs d'origine alimentaire favoriseraient la progression du cancer de la prostate, dont les matières grasses d'origine animale et l'obésité, et le contrôle de la croissance de ces tumeurs latentes par des composés dérivés de l'alimentation, comme le soja, revêt en conséquence une importance particulière. Par contre, la protection offerte par le soja contre le cancer de la prostate ne se limiterait pas à son effet sur les récepteurs androgènes mais impliquerait également son activité inhibitrice envers les récepteurs à facteur de croissance ainsi qu'une inhibition de l'angiogenèse.

LES PROPRIÉTÉS ANTICANCÉREUSES DU SOJA

Les cancers hormono-dépendants, comme ceux du sein et de la prostate, représentent les principales causes de décès par cancer en Occident, alors que ces cancers sont plutôt rares en Orient. L'omniprésence du soja dans l'alimentation asiatique et sa quasi-absence dans celle des pays occidentaux suggèrent donc que les énormes différences observées entre les taux de cancer chez les Orientaux et les Occidentaux pourraient être liées à la capacité des isoflavones comme la génistéine de réduire la réponse aux hormones et donc leur capacité à stimuler de façon trop prononcée la croissance des cellules des tissus cibles.

LES ISOFLAVONES ET LE CANCER DU SEIN

À ce jour, 14 études épidémiologiques ont été réalisées pour examiner la relation existant entre l'apport en soja dans le régime alimentaire et le risque encouru par les femmes de développer un cancer du sein.

Une relation entre le nombre de cancers du sein et la consommation de soja a été suggérée pour la première fois à la suite des résultats d'une étude effectuée à Singapour où les femmes préménopausées consommant le plus de soja (55 g par jour et plus) couraient deux fois moins le risque de développer un cancer du sein que celles en consommant quotidiennement moins de 20 g. Plusieurs données obtenues par la suite semblent confirmer le rôle protecteur du soja dans le développement de ce cancer. Ainsi, des études réalisées à Shanghai, au Japon et aux États-Unis ont toutes montré que la consommation de soja était liée à une baisse du taux de cancers du sein. Récemment, une grande enquête effectuée sur une période de dix ans au Japon auprès de 21 852 femmes a montré que la consommation quotidienne de soupe miso et un apport en isoflavones de 25 mg par jour étaient associés à une forte baisse du risque de développer un cancer du sein. Paradoxalement, une grande étude californienne portant sur 111 526 professeures n'a montré aucune corrélation entre l'apport de soja et le risque de développer un cancer du sein, résultats également obtenus par trois autres études réalisées à plus petite échelle.

Que conclure de cette avalanche de données contradictoires ? Premièrement, il est important de noter que, dans plusieurs études où la consommation de soja n'est pas associée à une diminution du risque, l'apport en isoflavones est excessivement faible. Par exemple, dans une étude réalisée à San Francisco auprès de femmes non asiatiques, les quantités d'apport en soja étaient seulement de 3 mg d'isoflavones par jour pour les plus grandes consommatrices et cet apport était principalement lié à des isoflavones dérivées de protéines de soja ajoutées à des produits industriels. À peine 10 % de ces personnes consommaient du miso ou du tofu plus d'une fois par mois, comparativement à trois fois par jour pour les Japonaises à faible risque de développer la maladie ! En fait, le contenu en isoflavones du groupe ayant l'apport en soja le plus élevé de l'étude californienne (3 mg/jour) est deux fois moindre que celui du groupe ayant l'apport le moins élevé de l'étude japonaise susmentionnée, pour lequel aucun effet protecteur du soja ne fut observé. Il est donc probable qu'un certain seuil de consommation de soja est nécessaire pour provoquer une baisse du risque de cancer du sein, puisque dans toutes les études suggérant un tel rôle protecteur, une consommation de soja générant une quantité supérieure à 25 mg d'isoflavones est associée à une baisse marquée du risque de cancer du sein.

Deuxièmement, il semble qu'un facteur clé pouvant influencer la baisse du taux de cancer du sein est l'âge où débute l'apport alimentaire en produits contenant du soja. En effet, lorsque les études se penchent sur le risque de développer le cancer du sein en examinant la consommation en soja des femmes au cours de la période prépubère et de l'adolescence, il existe une très forte relation entre une baisse du nombre de cancers du sein et cet apport en soja en bas âge. Cette consommation précoce de soja semble être très importante, car la protection contre le cancer du sein qu'elle procure continue de se faire sentir plus tard dans l'existence, même chez les femmes dont la consommation de soja diminue à l'âge adulte. Par exemple, si pour les Japonaises émigrées en Amérique le risque de développer un cancer du sein est sensiblement le même que celui des Américaines d'origine, il a été clairement démontré que ce risque était beaucoup moins élevé lorsque ces femmes émigrent plus tardivement. Autrement dit, plus ces femmes ont été en contact avec un mode d'alimentation où le soja occupait une place importante, moins les risques de développer un cancer du sein sont grands par la suite, même si leurs habitudes alimentaires se sont modifiées au cours de l'âge adulte. Ces observations concordent parfaitement avec certains résultats obtenus en laboratoire montrant que des rats nourris avec un régime riche en soja avant la puberté deviennent plus résistants à un composé cancérigène provoquant la formation de tumeurs mammaires que des rats n'ayant été nourris avec du soja qu'à l'âge adulte. La consommation de soja en bas âge, et surtout durant la période de la puberté, pourrait donc s'avérer cruciale dans l'effet anticancéreux de cet aliment.

LES ISOFLAVONES ET LE CANCER DE LA PROSTATE

Comme nous l'avons vu en introduction, il ne fait aucun doute que la composition du régime alimentaire joue un rôle essentiel dans la quantité alarmante de cancers de la prostate affectant les populations occidentales. Tout comme pour le cancer du sein, les Asiatiques ont des taux de ce cancer plusieurs fois inférieurs aux Occidentaux en dépit d'une proportion similaire de foyers tumoraux latents, ce qui suggère encore une fois que le régime alimentaire oriental contient des éléments empêchant le développement de ces tumeurs latentes vers des stades cliniques plus graves pouvant mener au décès.

Contrairement au cas du cancer du sein, cependant, relativement peu d'études se sont penchées sur le rôle des isoflavones du soja dans la prévention du cancer de la prostate. Une étude portant sur 8 000 hommes d'origine japonaise vivant à Hawaii a suggéré que la consommation de riz et de tofu était associée à une baisse du risque de développer un cancer de la prostate. De la même façon, une étude réalisée auprès de 12 395 adventistes de Californie indique que la consommation quotidienne d'au moins une portion de lait de soja mène à une réduction marquée (70 %) du risque d'être touché par ce cancer. Il est donc possible qu'un régime alimentaire dans lequel le soja occupe une place privilégiée puisse jouer un rôle important dans la prévention de cette maladie, une hypothèse fortement appuyée par les études sur les animaux.

Dans l'ensemble, les études réalisées jusqu'à présent démontrent assez clairement le rôle important du soja dans la prévention du cancer du sein et de la prostate. Il semble donc que les grandes différences existant entre les taux de ces cancers chez les Asiatiques et les Occidentaux soient essentiellement attribuables à de profondes divergences dans le mode d'alimentation propre à ces deux cultures. D'un côté, un régime alimentaire basé sur un apport important de matières grasses d'origine animale, couplé à une surcharge de la masse corporelle, favorise le développement de ces cancers ; de l'autre, une consommation modérée mais constante d'aliments dérivés du soja sur une longue période réduit la probabilité d'en arriver à une croissance incontrôlée des tissus du sein et de la prostate. Il s'agit d'un exemple qui illustre à merveille le concept de la thérapie métronomique par l'alimentation que nous avons abordé dans le Chapitre 3, où un composé phytochimique actif parvient à maintenir à l'état latent les tumeurs qui ne cessent de tenter de se développer tout au long de notre vie.

LA CONTROVERSE ENTOURANT LE SOJA

Si la très grande majorité des chercheurs, médecins et nutritionnistes s'accordent pour dire que l'introduction du soja dans le régime alimentaire est positive pour la santé, il existe néanmoins une certaine controverse sur sa consommation dans deux cas bien précis : les femmes ménopausées et celles ayant ou ayant eu un cancer du sein. Cette controverse est basée sur le caractère faiblement estrogénique des isoflavones, de même que sur des résultats contradictoires obtenus chez des animaux de laboratoire auxquels ont été greffées des tumeurs mammaires. La nature et le nombre d'informations contradictoires véhiculées par les médias méritent qu'on s'y attarde pour tenter de clarifier ce sujet.

Soja et ménopause

La ménopause est causée par la chute radicale du taux des hormones sexuelles féminines, les estrogènes et la progestérone, dans le sang, ce qui mène à l'arrêt des fonctions reproductrices avec le vieillissement. Ce phénomène tout à fait normal est malheureusement souvent accompagné de désagréments, comme des bouffées de chaleur et un assèchement de la muqueuse vaginale, et, plus important, d'une augmentation des risques de maladies cardiaques et d'affaiblissement de la masse osseuse (l'ostéoporose). Pour atténuer les effets néfastes de cette réduction hormonale, et apporter à l'organisme les hormones manquantes que ne produisent plus les ovaires, la thérapie hormono-substitutive, plus communément appelée hormonothérapie, a été développée. Cependant, les bénéfices de cette approche ont été remis en question par les résultats d'une étude montrant que ce traitement était associé à une hausse globale des risques pour la santé des femmes, avec notamment une augmentation du risque de cancer du sein de 2,3 % par année. En raison de ces résultats, de plus en plus de femmes refusent l'hormonothérapie, et si environ 40 % des femmes adhèrent malgré tout à cette pratique, à peine 15 % la poursuivent sur une période prolongée.

Sans vouloir porter de jugement sur les bienfaits ou méfaits de l'hormonothérapie, nous soulignons les résultats de cette étude, car c'est dans le contexte d'une alternative à cette thérapie que l'utilisation de produits riches en isoflavones est souvent envisagée. En effet, l'ampleur ainsi que la fréquence des effets gênants de la ménopause sont beaucoup moins importantes chez les femmes asiatiques que chez les femmes occidentales : à peine 14 % des Chinoises ou encore 25 % des Japonaises rapportent des épisodes de bouffées de chaleur alors que de 70 à 80 % des femmes occidentales se plaignent de ces désagréments (Figure 25).

Comme dans le cas du cancer du sein, la différence marquée dans la consommation de soja par les femmes de ces deux cultures a encore une fois été envisagée comme facteur responsable des variations observées, amenant du même coup l'inévitable apparition sur le marché de produits enrichis en isoflavones provenant d'extraits de soja ou encore de trèfle rouge (une autre source abondante d'isoflavones). Ces produits suscitent une certaine inquiétude, car des préparations riches en isoflavones accélèrent le développement des cancers du sein chez des souris de laboratoire dont le taux d'estrogènes était bas, comme chez les femmes ménopausées, ce qui n'est pas sans rappeler les résultats de l'étude mentionnée plus haut. Ces produits sont d'autant plus inquiétants qu'une autre étude a montré que l'administration d'une préparation de protéines de soja à des femmes âgées de 30 à

58 ans provoque une hausse de plusieurs marqueurs sanguins associés au risque de développer un cancer du sein, avec entre autres l'apparition de cellules hyperplasiques ainsi qu'une hausse du taux d'estrogènes sanguins. Dans l'ensemble, ces données ont amené plusieurs personnes à suggérer que les femmes ménopausées ainsi que celles ayant eu un cancer du sein ou qui ont actuellement un cancer du sein devraient s'abstenir de consommer du soja. Selon nous, il est important de distinguer les deux phénomènes avant de tirer des conclusions trop hâtives. Dans le cas précis de la ménopause, cette polémique est absurde et n'a aucune raison d'être, car il ne fait aucun doute que le soja n'est pas néfaste pour la santé des femmes, qu'elles soient pré ou post-ménopausées, comme en témoignent les faibles taux de cancer des pays consommant cet aliment. L'effet néfaste dont on parle ici est plutôt celui des *préparations enrichies en isoflavones*, qui n'ont que peu de choses à voir avec les aliments entiers à base de soja.

Au lieu d'introduire progressivement du soja dans l'alimentation quotidienne pour éventuellement atteindre des quantités d'isoflavones analogues à celles des Asiatiques, le réflexe occidental est immédiatement d'isoler les composés actifs de l'aliment et de les commercialiser sous forme de suppléments, idéalement avec la plus grande quantité possible d'isoflavones pour faire mousser les ventes. C'est l'essentiel du problème actuel sur les « dangers » des phytoestrogènes durant la ménopause : il y a actuellement certains Occidentaux qui consomment des quantités énormes de ces molécules, sans commune mesure avec celles atteintes par l'alimentation traditionnelle des Asiatiques. Il faut se rappeler

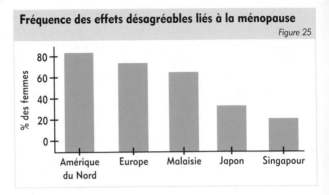

Fréquence des effets désagréables liés à la ménopause

Figure 25

que les Asiatiques consomment généralement de 40 à 60 g de soja complet par jour, ce qui correspond à un maximum d'isoflavones de 60 mg. Lors de l'étude concernant l'impact de la soupe miso sur le risque de cancer du sein, les femmes qui présentaient un faible risque de développer la maladie avaient un apport quotidien de 25 mg d'isoflavones, alors qu'à l'opposé certains suppléments actuellement en vente libre, sans aucune réglementation des organismes gouvernementaux, peuvent contenir jusqu'à 100 mg par comprimé ! On ne peut prévoir les conséquences découlant de l'administration de telles doses d'isoflavones pures qui, comme n'importe quelle hormone, peuvent induire une trop grande réponse des tissus cibles lorsqu'elles sont présentes à des taux trop élevés.

Soja et cancer du sein

Pour ce qui est des femmes affectées par un cancer du sein ou qui ont combattu ce cancer et qui sont actuellement en rémission, la situation semble cependant plus complexe. Plus de 75 % des cancers du sein sont diagnostiqués chez des femmes de plus de 50 ans et, dans la très vaste majorité des cas, ces cancers sont dépendants des estrogènes. Puisque la combinaison estrogènes et progestérone augmente le risque de cancer du sein, certains chercheurs ont émis l'hypothèse que la capacité des isoflavones du soja à interagir avec le récepteur à estrogènes pourrait favoriser le développement des tumeurs mammaires chez les femmes ayant des taux d'estrogènes bas et des tumeurs résiduelles ou existantes. Hypothèse renforcée par l'observation que l'administration de préparations enrichies en isoflavones à des souris portant des tumeurs mammaires, et dont la croissance dépend des estrogènes, provoquait une croissance accrue de ces tumeurs.

Évidemment, une large part de cette controverse provient encore une fois de l'utilisation de sources enrichies en isoflavones, et à la lumière de ce que nous venons de décrire pour la ménopause, il est évident que les femmes touchées par un cancer du sein doivent absolument éviter toute forme de suppléments à base d'isoflavones. D'ailleurs, une étude récente montre que si des sources d'isoflavones purifiées provoquent une augmentation de la croissance de tumeurs mammaires déjà présentes chez un animal de laboratoire, l'aliment entier contenant une quantité équivalente d'isoflavones n'a aucun effet sur cette croissance. Ces résultats concordent avec les études épidémiologiques qui montrent non seulement que les femmes asiatiques ont beaucoup moins de cancers du sein, mais que celles qui sont malgré tout touchées par cette maladie ont également des taux de survie plus élevés. Ces résultats semblent indiquer que la consommation modérée de soja n'aurait pas de véritable impact négatif sur le développement des cancers du sein chez les patientes touchées par cette maladie. Cependant, une étude récente, réalisée encore une fois sur des animaux, suggère que de faibles quantités de soja sous forme alimentaire abolissent l'effet de prévention du tamoxifène, un médicament souvent utilisé en prévention des récidives de cancers, menant du même coup à une augmentation des tumeurs mammaires chez les animaux. Même s'il est toujours difficile d'appliquer les résultats obtenus sur les animaux aux êtres humains, il est pour l'instant impossible de prédire avec certitude les impacts positifs ou négatifs de la consommation de soja sur les récidives de cancers du sein. Il est préférable que les personnes affectées par ce cancer ou qui sont en rémission fassent preuve d'une extrême modération dans leur consommation de soja et privilégient plutôt d'autres aliments susceptibles de prévenir le développement du cancer du sein, notamment les acides gras oméga-3 (Chapitre 12) et les glucosinolates de la famille des choux (Chapitre 6).

En résumé, ces exemples illustrent à quel point il est préférable, d'une part, de toujours consommer avec modération les aliments contenant des composés aussi puissants que les isoflavones et, d'autre part, d'éviter absolument d'introduire ces molécules dans l'organisme à l'aide de suppléments alimentaires, qui ne sont pas représentatifs de la nature de l'aliment entier. En dépit de toute la controverse entourant le soja, il est important de mentionner que la meilleure étude sur les bienfaits du soja a été réalisée par les Asiatiques eux-mêmes au cours des derniers millénaires, et les résultats obtenus sont très impressionnants. La consommation de soja pendant l'enfance et l'adolescence ou durant la ménopause n'a jamais présenté aucun risque pour ces gens. En conséquence, une consommation modérée de soja (environ 50-100 g par jour), de façon à absorber environ 25-40 mg d'isoflavones, ne peut qu'avoir des effets positifs sur la santé en réduisant considérablement le risque de cancers du sein et de la prostate, qui, rappelons-le, sont les principaux cancers touchant les Occidentaux. De plus, le principal élément actif de ces aliments, la génistéine, n'est pas seulement un phytoestrogène mais également une molécule qui a le pouvoir de contrecarrer l'apparition de plusieurs tumeurs en bloquant notamment la formation de nouveaux vaisseaux sanguins.

EN RÉSUMÉ

- Les grandes différences d'incidence des cancers hormono-dépendants (sein, prostate) entre l'Est et l'Ouest pourraient être attribuables à la consommation de produits à base de soja, surtout si cette consommation débute à un âge prépubère.

- Les composés anticancéreux du soja, les isoflavones, possèdent une structure chimique comparable à celle des hormones sexuelles et peuvent donc interférer avec le développement de cancers causés par une trop grande quantité de ces hormones.

- La clé pour profiter des effets anticancéreux du soja demeure la consommation d'aliments entiers, telles les fèves nature (edamame) ou séchées, à raison d'environ 50 g par jour. Les suppléments à base d'isoflavones ne constituent pas une alternative valable aux aliments entiers et sont à proscrire.

Que suppose l'art culinaire ?
La connaissance des herbes, des fruits,
des baumes et des épices et de tout
ce qui soigne et est doux dans
les champs et dans les bois.

John Ruskin (1819-1900)

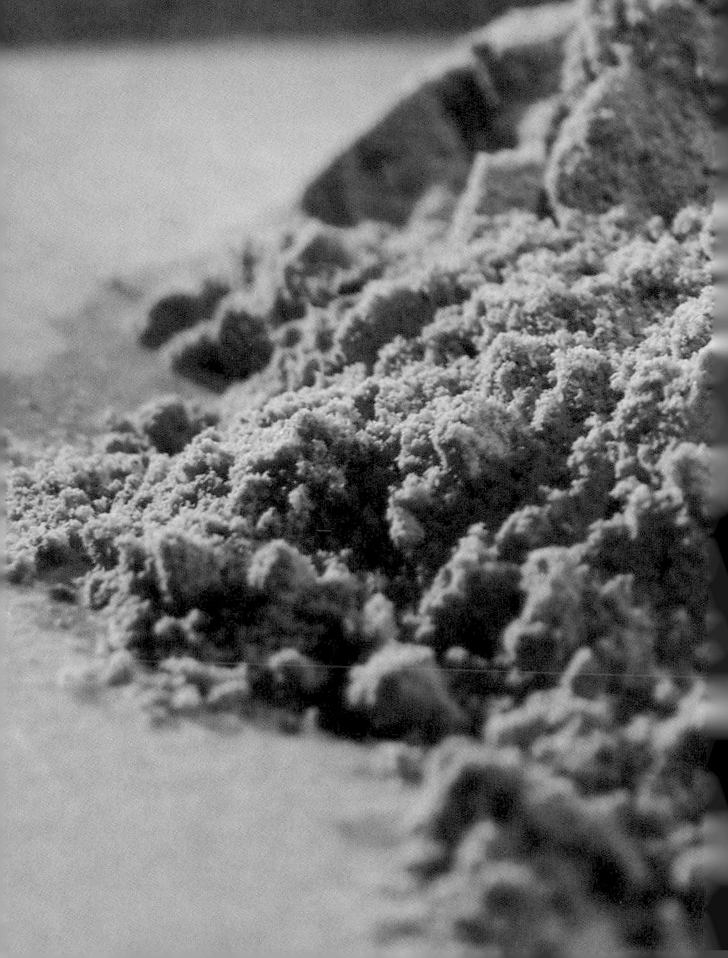

CHAPITRE 9

À la découverte d'une épice anticancéreuse : le curcuma

Il est difficile d'imaginer que les épices ont pu un jour représenter une denrée aussi précieuse que l'or et le pétrole tellement ces ingrédients sont omniprésents dans l'art culinaire moderne. Pourtant, pendant plus de 2 000 ans, la découverte de nouvelles sources d'épices a enfiévré l'Europe, attisé la convoitise des rois et servi de motif aux voyages les plus périlleux pour découvrir de nouvelles routes qui ouvriraient la voie à cette richesse. Sans ce désir de puissance, Vasco de Gama n'aurait pas franchi le cap de Bonne-Espérance, pas plus que Christophe Colomb ou Jacques Cartier n'auraient découvert l'Amérique...

Les raisons pour lesquelles les hommes attachaient autant d'importance aux épices demeurent nébuleuses. Pour certains, il est probable qu'elles servaient d'abord et avant tout à masquer le goût fade ou désagréable des aliments, de la viande en particulier, qui était conservée à l'aide de grandes quantités de sel. Pour d'autres, les épices étaient une sorte de denrée de luxe réservée aux riches et qui leur permettait d'afficher leur fortune et leur statut social. Mais, que ce soit le safran jeté sur le chemin de Néron lors de son entrée à Rome ou encore le poivre, le gingembre, la cardamome ou le sucre qui servaient à payer les avocats pour leur travail, les épices consti-

> Le mot épices vient du latin *species* qui signifie « espèces ». Au Moyen Âge, les épices étaient vendues dans des magasins spécialisés, les épiceries, et il était courant de payer les avocats ou les dettes en livres de poivre ou autres épices. C'est de cet usage que découle l'expression « payer en espèces » pour faire référence à un paiement en argent liquide.

tuaient certainement un symbole de richesse et de puissance (voir encadré).

La rareté étant un préalable pour qu'une chose soit précieuse, il est également probable que la provenance lointaine des épices a pour beaucoup contribué à en faire des ingrédients mythiques et recherchés. En effet, partir à la découverte des épices signifiait entreprendre un voyage vers l'Orient, en particulier la Chine et l'Inde, car, curieusement, la très grande majorité des épices, tels le gingembre, la cardamome ou le safran, proviennent de plantes qui ne poussent que dans cette région du monde. Compte tenu du contenu élevé en composés anticancéreux associé à ces épices, on ne peut que se réjouir d'avoir eu accès à cette richesse…

LE CURCUMA

Le curcuma est le produit d'un jaune éclatant obtenu par le broyage du rhizome séché de la plante *Curcuma longa*, une plante tropicale vivace de la famille du gingembre (Zingibéracées) que l'on trouve principalement en Inde et en Indonésie. Le curcuma est une épice sacrée dans ces pays, principalement en Inde où, d'aussi loin que l'on remonte dans le temps, elle a toujours occupé une place importante dans la tradition sociale, culinaire et médicinale de ce peuple. En fait, aucun autre aliment présenté dans ce livre n'est aussi spécifiquement associé à la culture d'un seul pays et, encore de nos jours, le curcuma fait partie du quotidien alimentaire des Indiens, qui en consomment en moyenne 1,5 à 2 g par jour.

À l'opposé, bien qu'il fût déjà connu à une période assez lointaine en Europe, le curcuma n'a jamais véritablement réussi à faire partie des traditions culinaires et médicinales occidentales. On l'appréciait surtout pour sa couleur, autant les Grecs qui l'utilisaient pour teindre leurs vêtements que les teinturiers du Moyen Âge qui s'en servaient pour obtenir un très beau vert en le mélangeant à l'indigo. Encore aujourd'hui, le curcuma demeure une épice assez peu connue dans nos pays si ce n'est sous le nom peu évocateur de « E100 », un colorant alimentaire très répandu, utilisé dans les produits laitiers, les boissons, les confiseries ou encore dans certaines moutardes préparées nord-américaines. Le contenu en curcuma de la moutarde peut atteindre 50 mg/100 g, c'est dire qu'il faudrait l'équivalent de 4 kg par jour de moutarde à un Nord-Américain moyen pour avoir un apport en curcuma semblable à celui des Indiens !

LES PROPRIÉTÉS THÉRAPEUTIQUES DU CURCUMA

Le curcuma faisait déjà partie des quelque 250 plantes médicinales mentionnées dans une série de traités médicaux datant d'environ

3 000 ans avant J.-C., écrits en cunéiforme sur des tablettes de pierre et assemblés par le roi Assurbanipal (669-627 avant J.-C.) (*L'Herbier d'Assyrie*, tel que l'a nommé son découvreur, l'Anglais R. C. Thompson).

D'ailleurs, l'intérêt porté au curcuma dans la recherche d'aliments destinés à prévenir le cancer tire principalement sa source des nombreuses traditions médicinales où cette épice est omniprésente. Le curcuma constitue

Le terme curcuma provient sans aucun doute du mot arabe *kourkoum*, qui signifie safran ; d'ailleurs, le curcuma est aussi nommé « safran des Indes ». Marco Polo mentionne en 1280 dans ses récits la découverte d'« une plante qui a toutes les propriétés du vrai safran, le même parfum et la même couleur, et pourtant ce n'est pas du safran ». Anciennement, le curcuma était également appelé « terre-mérite » (*terra merita*), vraisemblablement en référence à sa provenance lointaine ou à sa valeur. Si « terre-mérite » n'est plus utilisé dans la langue française, ce mot représente cependant la racine de l'appellation anglaise du curcuma, soit *turmeric*.

Il ne faut pas confondre le curcuma et le curry (cari). Le mot curry vient du tamoul *kari*, terme désignant un plat cuisiné dans une sauce épicée. Ce mot fut cependant mal interprété par les colonisateurs britanniques, qui l'ont plutôt associé aux épices utilisées pour la confection des plats. Le cari n'est donc pas une épice mais plutôt un mélange d'épices, dans lequel le curcuma se retrouve tout de même en grande quantité (20-30 %), généralement en association avec la coriandre, le cumin, la cardamome, le fenugrec et divers poivres (Cayenne, rouge et noir). Plusieurs variétés de cari existent cependant, ils varient au niveau de la quantité de poivre, ce qui peut quelquefois occasionner des bouffées de chaleur aux convives imprudents ! Et vous ne risquez pas d'oublier l'expérience si on se fie à certaines observations montrant que les Indiens ont les plus faibles taux de maladie d'Alzheimer au monde, cinq fois plus faibles que les Occidentaux.

en effet l'une des principales composantes de la médecine traditionnelle indienne, la médecine ayurvédique (*ayur* : vie et *vedic* : connaissance). Probablement la plus vieille tradition médicinale de l'humanité (la première école fut fondée vers 800 avant J.-C.), la médecine ayurvédique est la pierre d'assise des principales médecines traditionnelles asiatiques (chinoise, tibétaine et islamique) et est toujours en vigueur en Inde où elle est considérée comme une alternative valable à la médecine occidentale. Dans cette médecine, le curcuma est considéré comme ayant la propriété de purifier l'organisme et est utilisé pour traiter une très grande variété de désordres physiques, tels les troubles digestifs, la fièvre, les infections, l'arthrite, la dysenterie ainsi que la jaunisse et autres problèmes hépatiques.

Les Indiens n'ont pas été les seuls à attribuer au curcuma des propriétés bénéfiques pour la santé. La médecine chinoise utilise également le curcuma pour traiter les problèmes hépatiques, la congestion et les saignements. Le curcuma était particulièrement populaire dans la région d'Okinawa, située dans les îles Ryukyus au sud du Japon, où il était très utilisé sous le nom de *ucchin* pendant toute la période du royaume de Ryukyuan (XIIe-XVIIe siècles), autant comme médecine ou épice que comme colorant du

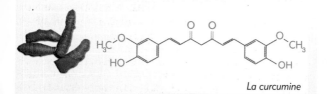

La curcumine

takuan, un radis mariné. Après l'invasion des îles par le clan Satsuma en 1609, le curcuma est tombé dans l'oubli, mais il a récemment refait surface et est redevenu très populaire, notamment sous forme d'infusion. Célèbres pour leur longévité (86 ans pour les femmes et 77 ans pour les hommes) et leur nombre anormalement élevé de centenaires (40 pour 100 000 habitants contre 15 pour 100 000 pour le reste du Japon), les habitants d'Okinawa considèrent le *ucchin* comme un des aliments contribuant à leur santé exceptionnelle.

LES EFFETS ANTICANCÉREUX DU CURCUMA : LA CURCUMINE

Curieusement, à notre connaissance, aucune étude épidémiologique n'a été réalisée sur la relation qu'il pouvait y avoir entre la consommation de curcuma et le développement du cancer. Malgré tout, il y a un certain consensus dans la communauté scientifique pour suggérer que le curcuma pourrait être responsable des écarts gigantesques existant entre les taux de certains cancers en Inde et dans les pays occidentaux, les États-Unis par exemple (Tableau 11). Cette hypothèse est basée sur le fait que le curcuma est presque exclusivement consommé en Inde, et ce, en quantités très importantes, de même que sur un nombre impressionnant de résultats obtenus en laboratoire sur les effets anticancéreux du principal constituant du curcuma, la curcumine.

Les curcuminoïdes sont les principaux composés présents dans le curcuma (environ 5 %

Comparaison des taux de cancers en Inde et aux États-Unis

Tableau 11

	Inde		États-Unis	
	Hommes	Femmes	Hommes	Femmes
Taux de cancer, tous sauf ceux de la peau	99	104	361	283
Poumon	9	2	59	34
Côlon/Rectum	5	3	41	31
Sein	-	19	-	91
Ovaire	-	5	-	11
Endomètre	-	2	-	16
Prostate	5	-	104	-
Foie	2	2	4	2
Vessie	3	1	23	5
Rein	1	0,5	11	6

Les taux correspondent à une population de 100 000 personnes.

Source : *GLOBOCAN 2000 : Cancer incidence, mortality and prevalence worldwide.* Lyon, France : IARC press ; 2001.

du poids de la racine séchée), ces molécules étant responsables non seulement de la coloration jaunâtre du curcuma, mais également des effets bénéfiques associés à la consommation de cette épice. En effet, le composé principal du curcuma, la curcumine (voir ci-contre), possède diverses activités pharmacologiques, dont des propriétés antithrombotiques, hypocholestérolémiques et antioxydantes (plusieurs fois supérieures à la vitamine E), de même qu'un très fort potentiel anticancéreux.

L'effet anticancéreux de la curcumine chez les animaux de laboratoire est bien établi par l'observation que l'administration de cette molécule à des souris prévient l'apparition de tumeurs induites par divers carcinogènes. Ces études ont démontré que la curcumine serait utile dans la prévention et le traitement de plusieurs types de cancers, dont celui de l'estomac, de l'intestin, du côlon, de la peau et du foie, et ce, aussi bien au stade de l'initiation qu'à celui du développement du cancer. Ces résultats sont en accord avec ceux obtenus à l'aide de cellules cancéreuses cultivées en laboratoire où la curcumine bloque la croissance d'un nombre impressionnant de cellules provenant de tumeurs humaines, notamment celles de leucémies, de cancers du côlon, du sein et de l'ovaire. En règle générale, ces effets semblent liés au blocage de certains processus nécessaires à la survie des cellules cancéreuses, ce qui les rend incapables d'échapper à la mort par apoptose. Et certaines études suggèrent également que la curcumine empêche la formation de nouveaux vaisseaux sanguins par angiogenèse, privant du même coup les tumeurs de leur source d'énergie.

Plusieurs études ont confirmé ce potentiel de prévention du cancer de la curcumine en utilisant des modèles expérimentaux où le cancer n'est pas induit par des substances cancérigènes mais plutôt par des facteurs plus représentatifs des risques encourus par les hommes. Par exemple, chez des souris transgéniques qui développent spontanément des polypes au niveau du tractus gastro-intestinal, un facteur de risque important du cancer du côlon, l'administration de curcumine s'est avérée capable de freiner significativement (40 %) le développement de ces polypes. Cet effet de la curcumine semble principalement lié au blocage de la dangereuse étape de la progression des tumeurs, ce qui suggère que l'introduction de curcuma dans le régime alimentaire de personnes chez qui ces polypes ont déjà fait surface pourrait contribuer à éviter qu'ils ne dégénèrent en un cancer plus avancé.

Il semble d'ailleurs que le cancer du côlon soit un des cancers sur lequel la curcumine pourrait avoir le plus d'influence positive. Cette hypothèse est basée sur l'observation que ce composé réduit les taux d'une enzyme appelée cyclooxygénase-2 (COX-2), responsable de la production de molécules qui provoquent l'inflammation (l'aspirine et l'anti-inflammatoire Celebrex sont des inhibiteurs de cette enzyme). Cette propriété pourrait avoir un effet bénéfique sur le cancer du côlon, car les études réalisées jusqu'à présent indiquent que ces anti-inflammatoires pourraient réduire la fréquence de ce cancer. À ce titre, une étude récente sur l'effet de l'administration par voie orale de la curcumine montre une réduction marquée des molécules inflammatoires formées par la COX-2 dans le sang des personnes observées. Cet effet est extrêmement intéressant, surtout à la lueur des derniers résultats montrant que les anti-inflammatoires synthétiques ont des effets secondaires qui peuvent devenir importants et qui pourraient limiter leur utilisation future à des fins de prévention du cancer du côlon. Un aspect qui pourrait à première vue réduire l'efficacité de la curcumine est sa faible biodisponibilité, c'est-à-dire sa faible absorption par l'organisme. Cependant, il est important de noter qu'une molécule du poivre, la pipérine, augmente de plus de 1 000 fois l'absorption de la curcumine, une propriété qui pourrait sans doute être utilisée pour maximiser les bienfaits de la molécule (voir Figure 38, p. 307). La sagesse populaire avait peut-être devancé encore une fois la science, puisque le poivre a toujours été un constituant essentiel du curry… Cet exemple illustre merveilleusement bien le concept de synergie culinaire où la consommation d'un aliment dans un même repas parvient à augmenter l'impact d'un autre.

CH_2

EN RÉSUMÉ

- Le curcuma et son constituant principal, la curcumine, possèdent de nombreuses propriétés anticancéreuses qui pourraient être responsables des écarts importants dans l'incidence de plusieurs cancers observés entre l'Inde et l'Amérique du Nord.

- Bien que la biodisponibilité de la curcumine soit relativement faible, celle-ci peut être grandement augmentée par la présence de poivre.

- L'ajout quotidien d'une cuillerée à thé de curcuma aux soupes, aux vinaigrettes ainsi qu'aux plats de pâtes représente une façon simple, rapide et économique d'avoir un apport de curcumine suffisant pour prévenir le développement du cancer.

*Le thé est un médicament exquis
qui peut prolonger la vie des êtres humains.
Le terrain des montagnes et des vallées
où poussent les théiers est sain
et puissant. Si vous en cueillez
des jeunes pousses, en faites le thé
et en buvez, vous jouirez
d'une longue vie.*

Eisai, *Kissa Yôjôki*,
(Petit manuel de santé par le thé) (1214)

CHAPITRE 10

Le thé vert, pour apaiser l'âme... et le cancer

Il est impossible d'aborder correctement le concept de prévention du cancer par l'alimentation sans porter une attention particulière au thé vert. Beaucoup plus qu'une simple boisson, le thé vert est devenu au fil des siècles une partie intégrante des coutumes des pays asiatiques, non seulement du point de vue gastronomique, mais également en ce qui concerne la prévention et le traitement des maladies. Malheureusement, comme pour les autres aliments d'origine asiatique présentés dans cet ouvrage, le thé vert demeure encore très peu connu en Occident et, selon certains, cette différence contribue à accentuer le fossé entre les taux de cancer observés chez les Asiatiques et chez les Occidentaux. Comme vous le verrez dans ce qui suit, le thé vert constitue une source exceptionnelle de molécules anticancéreuses très puissantes qui en font l'un des éléments clés de tout régime alimentaire destiné à prévenir l'apparition du cancer. Et, ce qui ne gâche rien, le remède est délicieux !

LES ORIGINES DU THÉ

Il est extrêmement probable que la découverte du thé soit le résultat des multiples essais faits par les hommes pour identifier des plantes aux propriétés bénéfiques pour la santé. Selon la légende chinoise, cette découverte remonterait à 5 000 ans avant J.-C. lorsque l'empereur Shen Nong, qui faisait bouillir de l'eau afin de la purifier, vit quelques feuilles soulevées par le vent se déposer dans cette eau frémissante. Intrigué par la couleur et par l'arôme exquis qui s'en dégageait, il décida d'y goûter et fut surpris de découvrir une boisson à la fois riche en arômes et aux nombreuses vertus.

En fait, plusieurs spécialistes considèrent que la découverte du thé a probablement eu lieu quelques siècles seulement avant notre ère. Les ouvrages de Confucius (551-479 av. J.-C.) ainsi que ceux écrits pendant la période Han (206 av. J.-C. à 220 apr. J.-C.) le mentionnent à plusieurs reprises, mais son usage était alors restreint à des traitements médicinaux. Ce n'est que par la suite que le thé intégra progressivement les mœurs, en particulier sous la dynastie Tang (618-907), où il s'établit comme boisson quotidienne, tant pour le plaisir que pour ses propriétés régénératrices, et où l'art de la culture et de la fabrication du thé devint noble, au même titre que les arts de la calligraphie, de la peinture ou encore de la poésie. D'ailleurs, la consommation de thé était devenue tellement importante à la fin du VIIIe siècle qu'il fut (évidemment) l'objet d'une taxe, les Chinois instaurant ainsi une coutume qui allait être reprise par les Britanniques quelques siècles plus tard et avoir de très graves conséquences sur la stabilité de leur empire. Car pour renflouer leur trésor, les Anglais commirent l'erreur de taxer outrageusement certaines denrées destinées à leurs colonies, tel le thé, ce qui provoqua la colère de la colonie américaine, qui se traduisit en 1773 par le saccage de 342 caisses de thé de navires anglais mouillant à Boston. Le « Boston Tea Party », tel qu'il fut surnommé, est encore aujourd'hui considéré comme la première étape du processus devant mener à l'indépendance des États-Unis.

Le Japon a grandement contribué à l'essor du thé et c'est dans ce pays que sont aujourd'hui fabriqués les meilleurs thés verts. Bien qu'elle fût introduite au Japon dès le VIIIe siècle, ce n'est qu'au XIIe siècle que la culture du thé commença à s'implanter définitivement pour progressivement devenir un élément essentiel de l'âme japonaise. L'importance du thé dans cette culture est magnifiquement illustrée par le *chanoyu*, une cérémonie du thé très élaborée basée sur l'enseignement de l'harmonie, du respect, de la pureté et de la tranquillité. Même si cette cérémonie est aujourd'hui moins courante, l'âme du *chanoyu* imprègne encore fortement la relation très étroite existant entre les Japonais et le thé vert.

LE VERT ET LE NOIR

Le thé est fabriqué à partir des jeunes pousses de l'arbuste *Camellia sinensis*, une plante tropicale très probablement originaire de l'Inde qui aurait été apportée en Chine par la route de la soie. À l'état sauvage, cette plante peut atteindre les dimensions d'un arbre, mais elle est maintenue en culture sous forme d'arbuste, tant pour faciliter la récolte que pour stimuler la formation des jeunes pousses de feuilles. Tel que l'indique l'encadré ci-après, les trois principaux types de thé, qu'ils soient vert, noir ou wulong, sont tous obtenus à partir des feuilles de C. *sinensis sinensis* (ou C. *sinensis assamica* en Inde), mais leurs caractéristiques diffèrent selon le procédé utilisé pour obtenir les feuilles séchées.

Le thé est, après l'eau bien sûr, la boisson la plus populaire au monde : 15 000 tasses de thé sont bues chaque seconde sur la planète, ce qui correspond à 500 milliards de tasses de thé par année, une moyenne d'environ 100 tasses par habitant.

À l'heure actuelle, le thé noir est le plus populaire avec 78 % de la consommation mondiale, tandis que le thé vert est préféré par 20 % des amateurs. Le thé noir est surtout en vogue en Occident où il représente environ 95 % du thé consommé alors que, à l'inverse, il est extrêmement rare en Asie, très fidèle au thé vert des origines. En Asie, le thé noir est à plus de 95 % consommé en Inde, où il constitue une coutume relativement récente et fortement influencée par le passé colonial britannique du pays.

En dépit de leur origine commune, la composition chimique des thés vert et noir est complètement différente. En effet, au cours de l'étape de fermentation utilisée pour la fabrication du thé noir, des changements dramatiques se produisent dans la nature des polyphénols initialement présents dans la feuille de thé, provoquant l'oxydation de ces polyphénols et la production des pigments noirs, les théaflavines. Cette transformation a des conséquences extrêmement graves en ce qui concerne la prévention du cancer car les polyphénols présents dans la feuille de thé fraîche ont des propriétés anticancéreuses et leur oxydation élimine quasiment tout ce potentiel anticancéreux. Donc, dans la prévention du cancer, le thé vert possède un avantage écrasant sur son dérivé oxydé, le thé noir. Compte tenu de ces importantes différences de propriétés, il est logique de croire que la simple modification des habitudes de consommation de thé pourrait avoir un impact considérable sur le nombre de cancers en Occident.

Est-ce qu'une telle modification est envisageable ? Nous pensons que oui, pour la simple raison que le thé vert a déjà fait partie des mœurs occidentales et que les raisons ayant poussé les gens à adopter le thé noir sont essentiellement politiques et économiques et non liées à une quelconque aversion des Occidentaux pour le thé vert.

En fait, lors de son introduction en Europe vers les années 1600, vraisemblablement par les marchands portugais, le thé était certainement en majorité vert, puisque les techniques de fermentation nécessaires à la fabrication du thé noir (que les Chinois appellent plutôt « thé rouge » *hong cha*) venaient tout juste de faire leur apparition en Chine sous la dynastie Ming (1368-1644) et n'étaient pas encore très répandues. Cependant, on peut supposer que les longs voyages en mer vers les pays importateurs pouvaient altérer les fragiles propriétés gustatives du thé vert (la première livraison de thé au Canada en 1716 a mis plus d'une année à arriver à bon port), alors que le thé noir pouvait facilement parcourir de longues distan-

La fabrication du thé

Le thé vert. Les thés verts sont les thés qui subissent le moins de transformation et dont la fabrication demeure encore aujourd'hui en grande partie artisanale. Seulement trois étapes sont nécessaires à la fabrication de ces thés, chacune d'entre elles étant cruciale pour la qualité du produit final. La première étape consiste en une brève **torréfaction** à la vapeur des feuilles fraîchement cueillies, ce qui permet d'inactiver en quelques secondes les enzymes responsables de la fermentation et de conserver la couleur originelle de la feuille. Après avoir refroidi et avoir été séchées, les feuilles sont soumises à l'étape du **roulage**, dans laquelle on les enroule sur elles-mêmes en petites boules de façon à briser les cellules de la feuille et à libérer les arômes. On les sèche ensuite par **dessiccation** en les roulant en boules de plus en plus petites jusqu'à ce qu'elles acquièrent la forme d'une aiguille. Toutes ces étapes, de la cueillette jusqu'aux traitements qu'on fait subir aux feuilles, déterminent la qualité du produit. Par exemple, les thés ordinaires, nommés *sencha*, sont plus rafraîchissants alors que ceux dits ombrés, nommés *gyokuro*, sont plus doux. La première récolte, en mai, fournit les feuilles les plus fines et les plus tendres, et sert à la fabrication des *sencha* et *gyokuro*. La cueillette d'été, quant à elle, donne un thé plus fort, le *bencha*, qui contient cependant moins de caféine. Les thés *gyokuro* sont considérés par certains comme les meilleurs thés verts au monde.

ces sans changement marqué de goût, ce qui ne pouvait que favoriser un glissement de la consommation vers le thé noir. Malgré tout, le thé vert demeurait encore extrêmement recherché en Angleterre jusqu'au milieu du XIXᵉ siècle et, du fait de sa meilleure apparence, pouvait être vendu à un prix plus élevé que le thé noir. Cependant, lorsque les producteurs chinois réalisèrent que l'apparence du thé vert pouvait faire mousser les ventes, ils eurent l'étrange réaction de chercher à accentuer la couleur des feuilles en ajoutant certains composés chimiques (probablement des sels de cuivre) durant la fabri-

Le thé noir. La fabrication du thé noir ressemble à celle du thé vert, sauf que l'étape de torréfaction est effectuée à la fin du procédé plutôt qu'au début. Premièrement, on fait flétrir les feuilles en les exposant à la chaleur pour abaisser leur teneur en eau et susciter la libération de l'enzyme, la polyphénol oxydase, responsable de la fermentation (oxydation) des feuilles. On les roule ensuite pour briser les cellules avant de les soumettre à la fermentation, une réaction au cours de laquelle les polyphénols sont convertis en pigments noirs. L'étape finale, la torréfaction, arrête le processus de fermentation en inactivant l'enzyme ainsi qu'en éliminant l'excès d'humidité. Comme pour le thé vert, la qualité du thé noir obtenu est directement liée au savoir-faire du producteur. Le thé Darjeeling, un des thés noirs les plus célèbres, est également l'un des rares thés noirs à contenir encore des taux significatifs de catéchines, les molécules anticancéreuses associées au thé.

Le thé wulong. Ce thé, dont la consommation est moins répandue, est un thé qualifié de « semi-fermenté », c'est-à-dire que sa fabrication ressemble à celle du thé noir mais avec une étape de fermentation moins longue. À ce titre, ce thé peut être considéré comme un thé intermédiaire entre le thé vert et le thé noir. Le thé wulong de Formose (Taiwan), légèrement plus noir que celui de Chine, est le plus recherché.

cation, ce qui, une fois découvert, provoqua évidemment un scandale et l'abandon définitif de la consommation du thé vert. Il est d'ailleurs encore aujourd'hui absent du marché anglais, bien que les Britanniques soient les plus grands consommateurs de thé. Par la suite, la colonisation de l'Inde par les Anglais amena le développement de la culture du thé à grande échelle dans ce pays, ce qui établit définitivement le thé noir comme source exclusive de thé en Europe. Encore aujourd'hui, l'Inde demeure le principal producteur de thé noir avec 38 % de la production mondiale.

Moins « monothéistes » que les Anglais, les Nord-Américains ont, jusqu'au début des années 1930, consommé autant de thé vert que de thé noir, affichant même une nette préférence pour le thé vert à une certaine époque. Par exemple, les archives canadiennes indiquent que, en 1806, 90 000 livres de thé vert ont été importées au Canada contre seulement 1 500 livres de thé noir ! Ce n'est qu'avec le début de la guerre entre la Chine et le Japon pour le contrôle de la Mandchourie en 1931 que les exportations de thé vert vers l'Amérique ont chuté et que les consommateurs de thé vert ont dû se rabattre sur le thé noir.

Le thé vert n'est donc pas aussi étranger à la culture occidentale que la plupart des gens le croient et nous sommes convaincus qu'il est possible de renouer avec ces traditions de façon à augmenter la consommation de thé vert en Occident. Comme nous le verrons dans la suite de ce chapitre, le thé vert est véritablement dans une classe à part quant à ses propriétés anticancéreuses, et le simple fait de remplacer le thé noir par le thé vert pourrait avoir un impact considérable sur les taux de cancer dans les pays occidentaux.

LES PROPRIÉTÉS ANTICANCÉREUSES DU THÉ VERT

Le thé est une boisson complexe, constituée de plusieurs centaines de molécules différentes qui lui donnent son arôme, son goût et son astringence si caractéristique (Figure 26). Un tiers du poids des feuilles de thé renferme une classe de

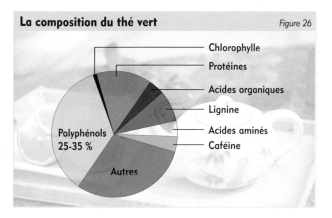

La composition du thé vert   *Figure 26*

Chlorophylle
Protéines
Acides organiques
Lignine
Acides aminés
Caféine
Polyphénols
25-35 %
Autres

polyphénols nommés *flavanols*, ou plus communément *catéchines*, et ces molécules sont les grands responsables du potentiel anticancéreux du thé vert.

Comme tous les autres polyphénols, les catéchines sont des molécules complexes qui jouent un rôle extrêmement important dans la physiologie de la plante, car elles possèdent des propriétés antifongiques et antibactériennes utiles pour résister à l'invasion d'un grand nombre d'agents pathogènes. Le thé vert contient plusieurs catéchines dont l'EGCG ou épigallocatéchine gallate, la catéchine vedette du thé vert, puisqu'elle possède le potentiel anticancéreux le plus élevé (Figure 27).

Il est important de noter que la composition d'un thé vert en catéchines varie énormément selon son lieu de culture, la diversité des plantes utilisées, la saison de la récolte ainsi que les procédés de fabrication. Autrement dit, ce n'est pas parce que l'étiquette d'un produit indique qu'il s'agit d'un thé vert qu'il contient nécessai-

Les principaux polyphénols du thé vert

Figure 27

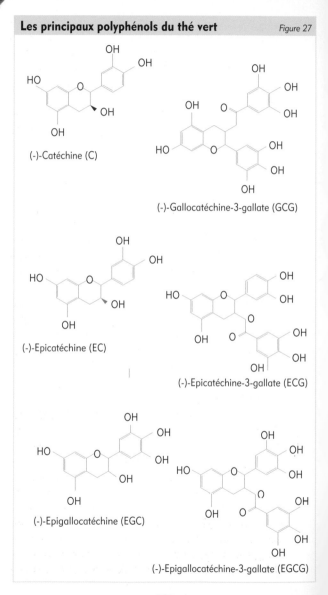

(-)-Catéchine (C)

(-)-Gallocatéchine-3-gallate (GCG)

(-)-Epicatéchine (EC)

(-)-Epicatéchine-3-gallate (ECG)

(-)-Epigallocatéchine (EGC)

(-)-Epigallocatéchine-3-gallate (EGCG)

rement de grandes quantités de molécules anticancéreuses. Par exemple, lorsque nous avons procédé à l'analyse de plusieurs types de thé vert, nous avons observé qu'il existe des variations très importantes dans la teneur d'EGCG libérée par l'infusion des feuilles (Figure 28) et que, en règle générale, les thés verts japonais contiennent beaucoup plus d'EGCG que les thés chinois.

Mentionnons aussi que le temps d'infusion des feuilles est également un facteur extrêmement important pour le contenu du thé en polyphénols, car une infusion de moins de 5 minutes ne parvient qu'à extraire 20 % des catéchines qui pourraient normalement être présentes après une infusion de 8-10 minutes. Un thé de qualité médiocre, infusé peu de temps, peut donc contenir presque 60 fois moins de polyphénols qu'un thé d'excellente qualité infusé correctement (Figure 29). Il va sans dire que ces énormes variations peuvent avoir un impact considérable sur le potentiel de prévention du cancer relié à la consommation de thé vert.

La très grande variabilité de la composition du thé vert consommé par les individus rend également extrêmement difficile l'analyse de son effet protecteur face au cancer à l'aide d'études épidémiologiques. Malgré tout, plusieurs études réalisées au cours des dernières années suggèrent une action bénéfique du thé vert sur la prévention du cancer, cet effet semblant être plus prononcé pour les cancers de la vessie et de la prostate. Un effet de protection envers les cancers du sein et de l'estomac a également été suggéré mais demeure encore incertain étant donné les résultats contradictoires obtenus par

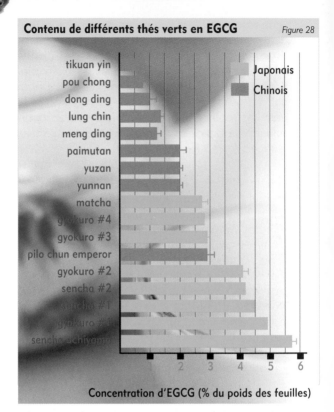

Contenu de différents thés verts en EGCG   Figure 28

Concentration d'EGCG (% du poids des feuilles)

les différentes études. Il est probable que ces différences sont liées en grande partie aux variations extrêmes de polyphénols contenus dans le thé vert, et les nouvelles études visant à établir clairement le potentiel anticancéreux du thé vert devraient en conséquence considérer l'apport en thé du point de vue de la quantité de polyphénols consommés plutôt que du volume de thé ingéré.

En attendant, il existe néanmoins beaucoup de bonnes raisons de croire que la consommation de thé vert peut faire significativement diminuer le risque de développer le cancer. L'EGCG inhibe la croissance *in vitro* de plusieurs lignées cellulaires cancéreuses, dont des lignées de leucémies, de cancers du rein, de la peau, du sein, de la bouche et de la prostate. Ces effets sont vraisemblablement importants, car les études réalisées sur les animaux ont montré que le thé vert prévient le développement de plusieurs tumeurs provoquées par des cancérigènes, principalement les cancers de la peau, du sein, du poumon, de l'œsophage, de l'estomac et du côlon. Cet effet protecteur ne semble pas être restreint aux tumeurs induites par les substances cancérigènes, car l'ajout de thé vert au régime alimentaire de souris transgéniques qui développent spontanément un cancer de la prostate réduit considérablement le développement de ces tumeurs, et ce, à des doses pouvant être atteintes par la consommation régulière de thé vert par l'homme.

Une des facettes du mode d'action du thé vert qui pourrait le plus contribuer à restreindre le développement du cancer est son action ex-

Variation de polyphénols contenus dans le thé vert

Figure 29

	mg de polyphénols dans une tasse
Chinois buvant un thé Tie Guan Yin infusé 2 minutes	9
Japonais buvant un thé Gyokuro infusé 10 minutes	540

trêmement puissante sur le processus d'angio-genèse. Nos travaux ont montré que, de toutes les molécules d'origine nutritionnelle identifiées jusqu'à présent, l'EGCG est la plus puissante pour bloquer l'activité du récepteur au VEGF, un élément clé dans l'initiation de l'angiogenèse. Le plus intéressant est que cette inhibition du récepteur est très rapide et ne nécessite que de faibles concentrations de la molécule, facilement atteignables par la consommation de quelques tasses de thé vert par jour. L'inhibition de l'an-giogenèse représente donc certainement un des principaux mécanismes par lesquels le thé vert peut contribuer à la prévention du cancer.

On ne peut refaire l'histoire, mais étant donné toutes les propriétés anticancéreuses associées au thé vert, on ne peut s'empêcher de penser que le cancer représenterait peut-être un fardeau moins lourd dans nos pays si les Occidentaux avaient conservé leur penchant pour le thé vert au lieu de le remplacer par le thé noir. La situation est cependant loin d'être irréversible, car les amateurs de thés curieux d'explorer la possibilité d'un changement dans leurs habitudes seront agréablement surpris par l'aspect attrayant du thé vert, son goût désal-térant et son contenu quatre fois plus faible en caféine. Plus qu'un simple constituant d'un ré-gime alimentaire destiné à prévenir le cancer, le thé vert peut devenir l'« âme » de ce régime, un symbole de la facilité et du plaisir d'appor-ter à l'organisme une dose quotidienne de mo-lécules anticancéreuses, et ce, dans le calme et la simplicité. Le maître du thé Senno-Rikyu (1522-1591) disait que le rite du thé n'était rien

de plus que de faire bouillir de l'eau, de préparer le thé et de le boire. À la lumière de ce que
nous avons appris depuis cette époque, nous
pourrions seulement ajouter : et de prévenir le
cancer.

EN RÉSUMÉ

- Contrairement au thé noir,
  le thé vert contient de grandes
  quantités de catéchines,
  des molécules possédant
  une foule de propriétés
  anticancéreuses.

- Pour maximiser la protection
  offerte par le thé, choisissez
  de préférence les thés verts
  japonais, plus riches
  en molécules anticancéreuses,
  et comptez 8 à 10 minutes
  d'infusion pour permettre
  une bonne extraction
  des molécules.
  Buvez toujours le thé
  fraîchement infusé (évitez
  les Thermos) et espacez
  dans la journée la consommation de vos trois tasses.

CH_2

CH_2

H_2O

"Ton goût de framboise et de fraise,
Ô chair de fleur !
Riant au vent vif qui te baise
Comme un voleur "

Arthur Rimbaud,
Les Réparties de Nina (1890)

CHAPITRE 11

La passion des petits fruits

Synonymes de légèreté et de fraîcheur, sources des parfums les plus délicats, des couleurs les plus intenses et des saveurs les plus raffinées, les petits fruits font partie d'une classe très restreinte d'aliments dont la place dans le régime alimentaire tient beaucoup plus à la passion que l'on éprouve pour leur arôme et leur finesse qu'à leur apport nutritif. Si vous raffolez de ces baies, vous serez peut-être surpris d'apprendre que ces fruits délicieux recèlent de véritables trésors de composés phytochimiques au potentiel anticancéreux. Comme quoi ce qui est bon au goût peut également l'être pour la santé !

LA FRAMBOISE

Il semble que la framboise, terme dérivé du germain *brambasi* qui signifie mûre sauvage, soit depuis longtemps un fruit recherché, les dieux de l'Olympe eux-mêmes appréciant cette baie au goût si extraordinaire. Tellement que pour calmer le jeune Zeus en proie à une terrible crise ponctuée de cris furieux, la nymphe Ida, sa nourrice, chercha à lui cueillir une framboise parmi les buissons de ronces tapissant le flanc de la montagne de Crète où Zeus s'était caché des instincts meurtriers de son terrible père Cronos. Malheureusement pour elle, ce faisant elle s'égratigna le sein et son sang coula sur les framboises, blanches à cette époque, les teignant à jamais d'un rouge éclatant... Cette légende extraordinaire a traversé les âges et, au début du Ier siècle, Pline l'Ancien considérait encore le mont Ida comme l'unique centre de production des framboises. Même s'il est probable que le framboisier tire son origine des régions montagneuses d'Asie de l'Est plutôt que de Grèce, les scientifiques lui ont néanmoins attribué le nom de *Rubus idaeus*, c'est-à-dire la « ronce d'Ida », en hommage à cette si belle histoire.

En plus de posséder des qualités gustatives indéniables, les framboises ont depuis longtemps joué un rôle dans les médecines traditionnelles de plusieurs cultures, que ce soit comme contrepoison chez les Russes ou encore pour retarder le vieillissement chez les Chinois. Tout comme la fraise, la framboise renferme de grandes quantités d'une molécule anticancéreuse très puissante, l'acide ellagique, et est un aliment thérapeutique intéressant.

LA FRAISE

Le fraisier est une plante extrêmement résistante qui pousse à l'état sauvage dans la plupart des régions du globe, autant dans les Amériques qu'en Europe et en Asie et, de ce fait, il est probable que l'origine de la consommation de fraises sauvages soit indissociable de l'origine de l'homme lui-même, un fait attesté par la découverte de grands nombres de graines de fraisiers dans les demeures préhistoriques. Dénommée *fraga* par les Romains en hommage à son parfum exquis, à sa « fragrance », la fraise antique (*Fragaria vesca*) était exclusivement cueillie dans les sous-bois. Curieusement, les Romains appréciaient peu ses qualités gustatives et, comme l'écrivait Virgile dans *Les Bucoliques*, « Jeunes gens qui cueillez les fleurs et les fraises naissantes, fuyez ce lieu ; un froid serpent se cache dans l'herbe[1] », il y a fort à parier que les rencontres agréables effectuées au cours de la cueillette de ces fraises par les jeunes Romains et Romaines étaient plus importantes que la fraise elle-même !

Il semble que la culture de la fraise ait débuté en France vers la moitié du XIVᵉ siècle à la suite des efforts des jardiniers pour transplanter les fraisiers des bois dans les jardins royaux. Efforts considérables et qui dénotent certainement un engouement royal pour ces fruits, puisqu'en 1368, Jean Dudoy, alors jardinier du roi Charles V, transplante pas moins de 1200 fraisiers dans les jardins royaux du Louvre à Paris. Cette relation étroite entre la royauté et les fraises s'est d'ailleurs manifestée à plusieurs reprises tout au long de l'histoire de France et, lorsque Louis XIII se rend en Aquitaine en 1622 pour mater la rébellion protestante de la région, son repas est constitué de fraises au vin et au sucre ainsi que d'une tourte à la crème et aux fraises.

---

1 « *Qui legitis flores, et humi nascentia fraga, frigidus o pueri, fugite hinc, latet anguis in herba.* »

La fraise que nous connaissons maintenant est fort différente de celle qui était consommée à cette époque et provient des sélections réalisées à partir de deux variétés de fraisiers distincts de ceux retrouvés en Europe. Au début du XVIIe siècle, les explorateurs français rapportent de leurs voyages en Amérique une variété intéressante de fraise, « Écarlate de Virginie » (*Fragaria virginiana*), qui sera cultivée à plus grande échelle dans les serres de Versailles sous Louis XIII et Louis XIV, le Roi-Soleil affectionnant tellement les fraises qu'il pouvait en manger jusqu'à l'indigestion. C'est à Amédée-François Frézier, que son nom prédestinait peut-être à jouer un rôle important dans l'histoire de la fraise, que l'on doit la nature des fraises aujourd'hui consommées partout dans le monde. Officier et cartographe du Génie maritime français affecté en 1712 à l'observation des ports espagnols et des plans de fortification de la côte occidentale d'Amérique du Sud, Frézier remarque sur le littoral chilien une variété de fraisier à gros fruits blancs, la Blanche du Chili (*Fragaria chiloensis*). Il réussit à rapporter en France cinq plants de cette variété, et si ces plants ne fructifièrent pas, leurs floraisons permirent néanmoins de polliniser d'autres espèces, en particulier *F. virginiana*. Ce croisement donna naissance à l'ancêtre de la fraise cultivée aujourd'hui sur tous les continents, *Fragaria ananassa*.

L'utilisation de fraises, et du fraisier en général, à des fins thérapeutiques semble très ancienne. Les Indiens Ojibwa (est de l'Ontario) préparaient des infusions de feuilles de fraisiers pour traiter les troubles de l'estomac ainsi que les désordres gastro-intestinaux, tels que les

Symboles et mythes fraisiers

Si l'origine de la fraise est moins poétique que celle de la framboise, il n'en demeure pas moins que plusieurs symboles, mythes et légendes sont associés à cette baie. Pour certaines tribus amérindiennes, l'âme des défunts ne réussit à oublier le monde des vivants qu'après avoir trouvé et mangé une fraise immense qui la rassasie et lui permet de reposer en paix pour l'éternité. Pour les Occidentaux, la couleur rouge de la fraise, sa chair tendre, son jus sucré et sa ressemblance avec le cœur la rendent plutôt synonyme de tentation, voire d'amour et de sensualité.

La fraise a également été depuis longtemps utilisée pour les soins de beauté, entre autres pour combattre les rides et tonifier la peau. La séduisante Madame Tallien, l'ambassadrice de la mode parisienne après la Révolution, écrasait régulièrement 20 livres de fraises dans l'eau tiède de son bain pour conserver la fraîcheur et la fermeté de sa peau, un gaspillage éhonté mais qui l'incitait à s'afficher à l'Opéra en tunique de soie blanche, sans manches et sans sous-vêtement !

Seul aspect sombre de la fraise, ce fruit, comme un certain nombre d'aliments (chocolat, banane, tomate), provoque souvent de fausses allergies alimentaires dues à la propriété qu'il a de stimuler la libération d'histamine par le système immunitaire, entraînant un certain nombre de manifestations désagréables comme l'asthme ou l'urticaire. Cependant, ces pseudo-allergies n'impliquent pas la formation d'anticorps spécifiques et ne sont pas aussi graves que la vraie allergie à la fraise, qui demeure un phénomène rare chez les adultes (moins de 1 % de toutes les allergies alimentaires).

diarrhées. Mais les fraises n'étaient pas seulement réputées pour leurs propriétés purgatives : le célèbre botaniste suédois Linné était persuadé qu'une cure intensive de fraises était responsable de la guérison miraculeuse d'une crise de goutte l'ayant un jour affecté et le philosophe français Fontenelle, mort centenaire (1657-1757), attribuait le secret de sa longévité à ses cures annuelles également à base de fraises.

Si ces anecdotes peuvent faire sourire, il n'en demeure pas moins que les données scientifiques récentes tendent à prouver que les fraises pourraient effectivement être un aliment doté de vertus thérapeutiques, en particulier pour la prévention du cancer.

LE BLEUET ET LA MYRTILLE

Proche parent de la myrtille européenne (*Vaccinium myrtillus*), le bleuet (*Vaccinium angustifolium*) est une espèce indigène du nord-est de l'Amérique du Nord qui a les mêmes propriétés anticancéreuses que la myrtille européenne. L'usage des bleuets à des fins alimentaires remonte évidemment à des temps beaucoup plus anciens, les Amérindiens vouant un véritable culte à ce fruit, qu'ils croyaient envoyé des dieux pour sauver leur famille de la famine. Les Européens nouvellement arrivés en Amérique ont d'ailleurs rapidement adopté le bleuet comme ingrédient faisant partie intégrante de leur alimentation et, mimant les coutumes des Amérindiens qui cuisinaient ce fruit à toutes les sauces, commencèrent à l'utiliser dans des plats aussi variés que les soupes, les ragoûts et, évidemment, différents desserts.

Les Amérindiens employaient le bleuet non seulement à des fins alimentaires mais également pour ses propriétés médicinales. Entre autres, ils fabriquaient une infusion à partir des racines de la plante, utilisée comme relaxant pendant la grossesse, ainsi qu'une infusion à base des feuilles pour tonifier l'organisme et réduire les coliques chez les enfants. Les Algonquins croyaient véritablement aux propriétés relaxantes du bleuet, car ils se servaient même des fleurs de la plante pour soigner la folie !

Dans l'Ancien Monde également, la myrtille guérissait différentes maladies courantes comme la diarrhée, la dysenterie et le scorbut. Depuis longtemps, on considère que ce fruit a la capacité de traiter les troubles de la circulation de même que certaines pathologies de l'œil comme les rétinopathies diabétiques, le glaucome et la cataracte, ces propriétés étant encore aujourd'hui utilisées par certains médecins. Cet usage est d'autant plus intéressant que l'on sait maintenant que les rétinopathies diabétiques, par exemple, sont des maladies causées par l'angiogenèse incontrôlée des vaisseaux de la rétine, phénomène analogue à celui qui soutient la croissance des tumeurs par la formation d'un nouveau réseau de vaisseaux sanguins (voir Chapitre 3). Comme nous le verrons plus loin, les données scientifiques récentes suggèrent qu'une classe de molécules particulièrement abondantes dans les bleuets et myrtilles, les anthocyanidines, pourrait être responsable des effets antiangiogéniques de ces fruits et, de ce fait, contribuer à limiter la croissance des tumeurs.

LA CANNEBERGE

Malgré leur couleur rouge et leur goût extrêmement acidulé, les canneberges sont des membres à part entière de la famille *Vaccinium* et sont de ce fait des proches cousins des bleuets et des myrtilles. Tout comme le bleuet, la canneberge possède un cousin européen (*Vaccinium vitis idaea*), mais les variétés les plus connues sont celles d'Amérique du Nord, soit *Vaccinium oxycoccus* (petits fruits) et *Vaccinium macrocarpon* (gros fruits), cette dernière étant la variété cultivée de nos jours à des fins commerciales.

En règle générale, la canneberge occupe une place relativement restreinte dans les habitudes alimentaires modernes, à part comme accompagnement de la dinde de Thanksgiving, une fête célèbre aux États-Unis qui remonte à 1621. Les Amérindiens, par contre, raffolaient de ce fruit qu'ils appelaient « atoca » et qu'ils utilisaient littéralement à toutes les sauces, le mangeant principalement sous forme séchée ainsi que dans un plat à base de viande séchée et de graisse destiné aux longs mois d'hiver, le pemmican. Sans le savoir scientifiquement, les autochtones profitaient du fort contenu en acide benzoïque des canneberges, cet agent naturel augmentant la durée de conservation de leurs aliments. De nos jours, la canneberge est surtout consommée sous forme de jus, ce qui est extrêmement dommage, car ces jus du commerce contiennent de grandes quantités de sucre et beaucoup moins de molécules phytochimiques conférant à la canneberge ses propriétés bénéfiques.

Une des indications les plus connues de la canneberge dans la tradition populaire est l'infection urinaire. C'est en voyant les Amérindiens l'utiliser pour le traitement des désordres de la vessie et du rein que les colons ont découvert les effets thérapeutiques de ce petit fruit. Il est remarquable que cette tradition médicinale ait encore ici une base scientifique, puisqu'il fut plus tard observé par un groupe de médecins américains que certains composés de la canneberge préviennent l'adhérence des bactéries aux cellu-

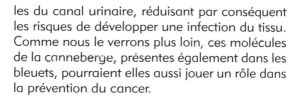

les du canal urinaire, réduisant par conséquent les risques de développer une infection du tissu. Comme nous le verrons plus loin, ces molécules de la canneberge, présentes également dans les bleuets, pourraient elles aussi jouer un rôle dans la prévention du cancer.

LE POTENTIEL ANTICANCÉREUX DES PETITS FRUITS : ACIDE ELLAGIQUE, ANTHOCYANIDINES ET PROANTHOCYANIDINES

Étant donné que les petits fruits occupent une place relativement restreinte dans le régime alimentaire, du fait de leur récolte saisonnière, il est extrêmement difficile de déterminer avec précision leur impact sur le développement du cancer. En fait, il n'y a eu à notre connaissance aucune étude d'envergure sur la relation existant entre la consommation de petits fruits et le risque de développer des cancers. Pourtant, les chercheurs s'intéressant à l'activité anticancéreuse de différents aliments mentionnent constamment les petits fruits comme des aliments importants dans la prévention du cancer. Examinons pourquoi.

L'acide ellagique

De tous les composés phytochimiques associés aux petits fruits, l'acide ellagique est sans conteste celui qui est le plus susceptible d'interférer avec le développement du cancer. Cette molécule est un polyphénol d'un aspect peu habituel qui se trouve principalement dans les framboises, les fraises, ainsi que dans certains

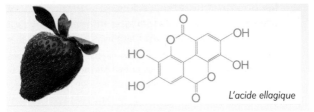

L'acide ellagique

fruits à coque, comme les noisettes et les noix de pécan (Tableau 12). Cependant, même si les framboises semblent à première vue posséder une quantité plus élevée d'acide ellagique que les fraises, il faut savoir que la molécule des framboises est présente à 90 % dans les grains alors que celle des fraises l'est à plus de 95 % dans la pulpe. Il est donc possible, voire probable, que la molécule contenue dans les fraises soit plus facilement assimilable que celle provenant des framboises. À cet égard, il est intéressant de noter qu'une variété de fraises, « l'Authentique Orléans », contenant des quantités très élevées d'acide ellagique (ainsi que d'autres composés phytochimiques) a été récemment développée au Canada, ce qui en fait probablement la première fraise « nutraceutique » connue à ce jour.

Le potentiel anticancéreux des principales sources alimentaires d'acide ellagique, soit les fraises et les framboises, a été étudié au moyen des cellules cancéreuses cultivées en laboratoire ainsi que sur des animaux de laboratoire soumis à un traitement provoquant la formation de cancers.

Aussi bien les extraits de fraises que ceux de framboises sont capables de contrer la croissance des cellules de tumeurs, ces effets étant directement liés à la quantité de polyphénols associés aux fruits mais non à leur potentiel antioxydant. Chez les animaux, les études ont montré qu'un régime alimentaire contenant une proportion relativement élevée de fraises ou de framboises (5 % du régime) provoque une réduction importante du nombre de tumeurs de l'œsophage causées par le NMBA, une puissante substance cancérigène.

Les mécanismes par lesquels l'acide ellagique interfère avec le développement du cancer ressemblent à première vue à ceux décrits précédemment pour un certain nombre d'autres aliments. En effet, les données disponibles actuellement indiquent que l'acide ellagique prévient l'activation des substances cancérigènes en toxiques cellulaires, ceux-ci perdant alors leur capacité de réagir avec l'ADN et d'induire des mutations susceptibles de déclencher un cancer. L'acide ellagique augmenterait aussi la capacité de défense des cellules contre l'agression toxique en stimulant leurs mécanismes

Teneur en acide ellagique de différents fruits et noix

Tableau 12

Fruits	Acide ellagique (mg/portion*)
Framboises (ainsi que mûres)	22
Noix	20
Noix de pécan	11
Fraises	9
Canneberges	1,8
Fruits divers (bleuets, agrumes, pêches, kiwis, pommes, poires, cerises...)	Moins de 1,0

* Portion de 150 g (1 tasse) pour les fruits et de 30 g pour les noix, tel que le suggère le USDA National Nutrient Database for Standard Reference (www.nal.usda.gov/fnic/foodcomp).

d'élimination des substances cancérigènes. Cependant, nos propres résultats de recherche indiquent que l'acide ellagique pourrait être une molécule anticancéreuse plus polyvalente que prévu. Nous avons en effet découvert que cette molécule est un inhibiteur extrêmement puissant de deux protéines cruciales pour le développement de la vascularisation des tumeurs (le VEGF et le PDGF), c'est-à-dire le processus d'angiogenèse décrit plus haut (Chapitre 3). En fait, tout comme nous l'avons observé pour certains constituants du thé vert, l'acide ellagique est presque aussi puissant que certaines molécules développées par l'industrie pharmaceutique pour interférer avec les phénomènes cellulaires menant à la formation du réseau sanguin dans les tumeurs. Compte tenu de l'importance de l'angiogenèse dans le développement et la progression des tumeurs, il va de soi que l'activité antiangiogénique de l'acide ellagique ne peut que contribuer à son potentiel anticancéreux et que, à ce titre, les fraises et les framboises méritent une considération particulière dans toute stratégie de prévention du cancer par l'alimentation.

Les anthocyanidines

Les anthocyanidines sont une classe de polyphénols responsables de la très grande majorité des couleurs rouge, rose, mauve, orange et bleue de plusieurs fleurs et fruits. Ces pigments sont particulièrement abondants dans les petits fruits, surtout dans les framboises et les bleuets, ces derniers pouvant en contenir jusqu'à 500 mg/100g. L'apport quotidien en anthocyanidines peut atteindre 200 mg chez les grands consommateurs de fruits, ce qui en fait un des groupes de polyphénols les plus consommés.

Cette forte teneur en anthocyanidines, de même qu'en proanthocyanidines (voir plus loin), serait responsable du très fort potentiel antioxydant des petits fruits. Comme on peut le voir dans le tableau suivant, de tous les fruits analysés, les bleuets se classent au premier rang quant à leur activité antioxydante, suivis de près par les framboises, les fraises et les canneberges et loin devant la plupart des fruits et légumes régulièrement consommés dans nos sociétés (Tableau 13).

Comme nous l'avons mentionné, il n'est toujours pas clairement établi à quel point les propriétés antioxydantes des aliments jouent un rôle dans la prévention du développement du cancer. En fait, il existe plusieurs données suggérant que les anthocyanidines ne sont pas seulement des molécules antioxydantes, mais peuvent avoir un impact beaucoup plus varié sur le développement du cancer. Par exemple, l'addition de diverses anthocyanidines à des cellules isolées de tumeur et cultivées en laboratoire induit différents phénomènes comme l'arrêt de la synthèse d'ADN et donc de la

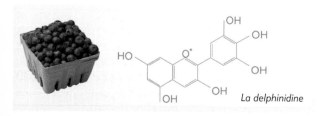

La delphinidine

Activité antioxydante de certains fruits et légumes

Tableau 13

Fruits	Activité antioxydante par portion*
Bleuet sauvage	13 427
Canneberge	8 983
Mûre	7 701
Framboise	6 058
Fraise	5 938
Pomme (Délicious)	5 900
Cerise	4 873
Prune	4 118
Avocat	3 344
Poire	3 172
Orange	2 540
Raisin rouge	2 016
Pamplemousse	1 904
Pêche	1 826
Mangue	1 653
Abricot	1 408
Tangerine	1 361
Ananas	1 229
Banane	1 037
Nectarine	1 019
Kiwi	698
Cantaloup	499
Melon d'hiver	410
Pastèque	216
Légumes	**Activité antioxydante par portion**
Fève rouge	13 727
Artichaut (cœur)	7 904
Pomme de terre (Russet)	4 649
Chou rouge	2 359
Asperge	1 480

Légumes	Activité antioxydante par portion
Oignon	1 281
Patate douce	1 195
Radis	1 107
Épinard	1 056
Aubergine	1 039
Brocoli	982
Laitue (Boston)	620
Poivron rouge	576
Pois (congelés)	480
Maïs (en boîte)	434
Poivron vert	418
Tomate	415
Céleri	344
Chou-fleur	324
Carotte	**171**
Laitue (iceberg)	144
Concombre	60

* Les valeurs sont exprimées en « unités de pouvoir antioxydant » par rapport à un homologue de la vitamine E comme référence standard. Plus cette valeur est élevée, plus la capacité de l'aliment d'agir en antioxydant est grande.

Source : *J. Agric. Food Chem.* 2004, 52, 4026-4037

croissance des cellules, menant à la mort des cellules par apoptose. Un des effets anticancéreux des anthocyanidines serait également lié à l'inhibition de l'angiogenèse. En effet, nous avons découvert qu'une anthocyanidine de la myrtille, la delphinidine, est capable d'inhiber l'activité du récepteur au VEGF associé au développement de l'angiogenèse, et ce, à des concentrations proches de celles pouvant être atteintes par l'alimentation. Il est intéressant de noter que cette activité n'est sans doute pas liée au caractère antioxydant de la delphinidine, car une molécule très semblable retrouvée en grande quantité dans les myrtilles, la malvidine, possède une activité antioxydante identique à celle de la delphinidine mais ne montre aucune aptitude à interférer avec le récepteur.

Les proanthocyanidines

Les proanthocyanidines sont des polyphénols complexes, formés par l'assemblage de plusieurs unités d'une même molécule, la catéchine, pour former une chaîne de longueur variable. Ces polymères peuvent former des complexes avec les protéines, notamment les protéines contenues dans la salive, une propriété qui est responsable de l'astringence des aliments contenant ces molécules. Bien que les proanthocyanidines se retrouvent en abondance dans les graines, fleurs et écorce de plusieurs végétaux, leur présence dans les aliments comestibles est plutôt restreinte (Tableau 14). Si on fait exception de la cannelle et du cacao, des sources extrêmement importantes mais qu'on ne peut consommer quotidiennement en grande quantité (affirmation contestable aux yeux de certains pour le cacao), les canneberges et les myrtilles constituent les sources alimentaires les plus importantes de ces molécules. Les autres petits fruits présentés dans ce chapitre en contiennent beaucoup moins, quoique le contenu en proanthocyanidines des fraises se démarque avantageusement de plusieurs autres aliments. Par contre, il est important de noter que le jus de canneberge contient

Teneur en proanthocyanidines de différents aliments

Tableau 14

Aliments	Teneur en proanthocyanidines (mg/100g)
Cannelle	8 108
Cacao en poudre	1 373
Fève rouge	563
Noisette	501
Canneberge	418
Bleuet sauvage	329
Fraise	145
Pomme (Red Delicious) avec peau	128
Raisin	81
Vin rouge	62
Framboise	30
Jus de canneberge	13
Huile de pépins de raisin	0

Source : USDA Database for the Proanthocyanidin Content of Selected Foods

beaucoup moins de proanthocyanidines que les fruits à l'état naturel et ne peut donc pas être considéré comme une source significative de ces molécules.

Les proanthocyanidines sont surtout connues comme des molécules dotées d'un pouvoir antioxydant exceptionnel. Une illustration de cette caractéristique nous vient du deuxième voyage de Jacques Cartier en Amérique, au cours duquel son équipage, contraint de passer l'hiver au Québec, fut particulièrement dévasté par le scorbut. Comme l'écrivait Cartier en 1535 dans son livre de bord : « La bouche devenait si infecte et pourrie par les gencives que toute la chair en

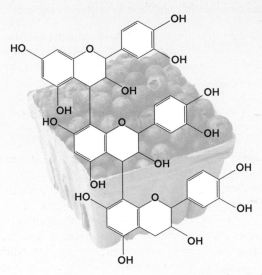

Les proanthocyanidines

tombait, jusqu'à la racine des dents, lesquelles tombaient presque toutes. » Domagaya, un Iroquois qui avait accompagné Cartier en France lors de son premier voyage, lui révéla alors le secret d'une tisane faite à partir de l'écorce et des aiguilles d'un conifère canadien que l'on croit être le *Thuya occidentalis*, le cèdre blanc du Canada. Tous les marins furent rapidement guéris et on sait maintenant que cette guérison miraculeuse est liée au contenu exceptionnel de cette tisane en proanthocyanidines, qui parvint à contrer les effets du manque de vitamine C.

En ce qui concerne la prévention du cancer, les études sur le potentiel anticancéreux des proanthocyanidines en sont à leurs débuts, mais les résultats obtenus jusqu'à présent sont encourageants. En laboratoire, l'ajout de ces molécules inhibe la croissance de différentes cellules cancéreuses, notamment celles dérivées du côlon, suggérant que les proanthocyanidines pourraient jouer un rôle dans la prévention du développement de ce type de cancer. Parallèlement, il est de plus en plus clairement établi que les proanthocyanidines ont la propriété de perturber le développement de nouveaux vaisseaux sanguins par angiogenèse, et pourraient donc contribuer à maintenir les microtumeurs dans un état latent en les empêchant d'acquérir les vaisseaux sanguins nécessaires à leur progression. Enfin, mentionnons que des études indiquent que certaines proanthocyanidines réduisent la synthèse des estrogènes et pourraient ainsi contrecarrer les effets néfastes d'un taux trop élevé de ces hormones. Même si les mécanismes responsables de ces effets biologiques demeurent encore incompris, il ne fait aucun doute que les proanthocyanidines possèdent des caractéristiques extrêmement intéressantes dans une optique de prévention du cancer et que l'introduction d'aliments riches en ces molécules, comme les canneberges ou encore le chocolat (Chapitre 16), ne peut qu'être bénéfique.

Donc, que ce soit pour leur forte activité antiangiogénique ou pour leur caractère antioxydant, les petits fruits représentent une source importante de composés phytochimiques anticancéreux et méritent en conséquence une place de choix dans un régime alimentaire voué à la prévention du cancer. D'autant plus que l'introduction de ces fruits délicieux dans l'alimentation quotidienne devrait faire l'unanimité !

EN RÉSUMÉ

- Les petits fruits constituent une source privilégiée de polyphénols au potentiel anticancéreux : acide ellagique, anthocyanidines et proanthocyanidines.

- Il est préférable de consommer les canneberges séchées plutôt que sous forme de jus, par exemple en les ajoutant aux céréales du matin ou à un mélange de fruits séchés.

- Les myrtilles et autres baies peuvent être consommées tout au long de l'année, congelées, comme compléments aux yoghourts, crèmes glacées ou divers desserts.

*Le trop de quelque chose
est un manque de quelque chose.*

Proverbe arabe

CHAPITRE 12

Les oméga-3 :
enfin des bons gras !

Au fil des dernières décennies, les matières grasses ont acquis une bien mauvaise réputation. Même si cette opinion négative est effectivement méritée pour certains gras, comme ceux d'origine animale ou encore les gras « trans », il n'en reste pas moins qu'il existe des matières grasses de très grande qualité, qui ont même des rôles essentiels à jouer dans le bon fonctionnement de l'organisme (Figure 30). Autrement dit, il ne faut pas s'attarder seulement à la *quantité* de matières grasses présentes dans le régime alimentaire, mais également à la *qualité* de ces gras. Il s'agit d'un concept important, car malgré la grande place faite aux matières grasses dans le régime alimentaire occidental, la plus grande carence nutritionnelle des Occidentaux est paradoxalement celle qui concerne les acides gras essentiels, les acides gras nommés oméga-3.

LES ACIDES GRAS ESSENTIELS

On dit des acides gras polyinsaturés (oméga-3 et oméga-6) qu'ils sont essentiels parce que le corps humain n'est pas capable de les fabriquer par lui-même et qu'ils doivent donc être fournis par l'alimentation. Pour les acides gras oméga-6, cette exigence ne pose aucun problème, car ces lipides sont présents en grande quantité dans les principaux constituants du régime alimentaire moderne (viandes, œufs, légumes et diverses huiles végétales) et permettent d'apporter suffisamment d'*acide linoléique* (LA), le lipide le plus important de cette catégorie.

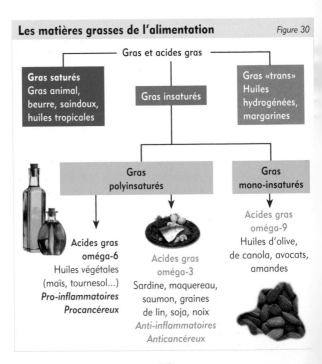

Les matières grasses de l'alimentation — Figure 30

Gras et acides gras

Gras saturés
Gras animal, beurre, saindoux, huiles tropicales

Gras insaturés

Gras «trans»
Huiles hydrogénées, margarines

Gras polyinsaturés

Gras mono-insaturés

Acides gras oméga-6
Huiles végétales (maïs, tournesol...)
Pro-inflammatoires Procancéreux

Acides gras oméga-3
Sardine, maquereau, saumon, graines de lin, soja, noix
Anti-inflammatoires Anticancéreux

Acides gras oméga-9
Huiles d'olive, de canola, avocats, amandes

Par contre, un apport correct en oméga-3 semble être beaucoup plus ardu à atteindre dans nos sociétés actuelles : alors que le rapport d'acides gras oméga-6/oméga-3 procuré par l'alimentation des premiers hommes était à peu près équivalent, c'est-à-dire probablement aux environs de 1/1, ce ratio est actuellement estimé à 20/1. Ce déséquilibre en faveur des oméga-6 peut avoir des répercussions négatives et favoriser le développement de maladies chroniques, comme les maladies cardio-vasculaires et le cancer, car les oméga-6 sont utilisés par le corps pour fabriquer des molécules qui participent à l'inflammation, tandis qu'à l'inverse les oméga-3 sont essentiels à la fabrication de molécules anti-inflammatoires. Augmenter l'apport en oméga-3 et diminuer la quantité d'oméga-6 pourraient donc réduire significativement les risques de toutes les maladies inflammatoires, des maladies cardio-vasculaires ainsi que du cancer.

LES OMÉGA-3 : DHA ET EPA

Le premier indice concernant les bienfaits potentiels d'une alimentation riche en acides gras oméga-3 provient d'études montrant que, malgré un régime alimentaire exclusivement basé sur un apport en viandes très grasses (phoque, baleine...) et dépourvu de fruits et légumes, les Inuit du Groenland sont en grande partie épargnés par les maladies cardio-vasculaires. Cette protection n'est pas d'ordre génétique, car en émigrant les Inuit deviennent sujets à ces maladies, mais elle serait plutôt liée au contenu exceptionnel en acides gras oméga-3 des produits marins qu'ils consomment.

Comment se retrouver dans tous ces lipides ?

Il faut avouer que la terminologie des lipides n'est pas facile à saisir. Voici quelques définitions qui devraient vous permettre de mieux comprendre à quoi correspondent des termes tels que **gras saturés, gras polyinsaturés, gras « trans »** et **acides gras oméga-3**.

Les acides gras peuvent être comparés à des chaînes de longueur variable dont la rigidité fluctue selon différents paramètres. Les gras **saturés** possèdent des chaînes droites qui permettent aux molécules de se serrer les unes contre les autres et être ainsi plus stables. C'est pour cette raison que le beurre et les graisses d'origine animale, de riches sources de ces gras saturés, sont solides à la température ambiante et au réfrigérateur.

Les acides gras **polyinsaturés** ont une structure différente. Leurs chaînes contiennent des plis qui créent des points de rigidité, ce qui fait que les molécules ne peuvent pas se serrer de façon aussi étroite et sont ainsi plus fluides, une propriété responsable du caractère liquide des huiles végétales, par exemple.

Les acides gras **mono-insaturés**, quant à eux, se classent entre les deux, car leurs chaînes ne contiennent qu'un seul point de rigidité. C'est pourquoi l'huile d'olive, une source riche de ces lipides, est liquide à la température ambiante mais se solidifie au réfrigérateur.

Il est cependant possible de modifier les propriétés des acides gras. Si des acides gras polyinsaturés sont **hydrogénés** par des procédés industriels, leurs points de rigidité sont détruits et leurs chaînes se décrêpent ; ils deviennent solides à la température ambiante, comme dans le cas de la margarine. Malheureusement

En effet, les poissons gras, comme le maquereau, les sardines et le saumon, sont des sources importantes de deux acides gras oméga-3 appelés acide eicosapentanoïque (EPA) et acide docosahexanoïque (DHA). Ces poissons synthétisent ces deux acides gras à partir de l'acide alpha-linolénique (LNA), un oméga-3 d'origine végétale, qui est présent en grande quantité

cette réaction entraîne des modifications dans la structure de l'acide gras, changeant la façon dont est disposée sa chaîne ; on parle alors de gras « trans », des gras qui n'existent pas dans la nature et qui peuvent causer des dommages aux cellules.

Le terme oméga, de plus en plus à la mode ces dernières années, vient de la façon dont les scientifiques identifient l'endroit où se situe le premier point de rigidité dans la chaîne de l'acide gras. Ces endroits sont numérotés à partir de l'extrémité de la chaîne. Ainsi, un acide gras polyinsaturé oméga-3 ou oméga-6 est un gras dont le premier point de rigidité se trouve à la position 3 ou 6. Pour la même raison, les acides gras mono-insaturés sont quelquefois appelés oméga-9, parce que le seul site de rigidité dans leur chaîne arrive à la position 9.

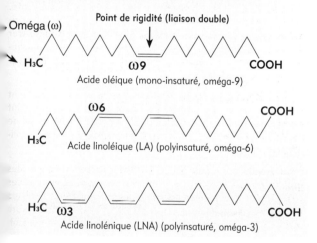

Point de rigidité (liaison double)

Oméga (ω)

H₃C   ω9   COOH

Acide oléique (mono-insaturé, oméga-9)

ω6   COOH

H₃C   Acide linoléique (LA) (polyinsaturé, oméga-6)

H₃C ω3   COOH

Acide linolénique (LNA) (polyinsaturé, oméga-3)

dans le phytoplancton dont ils se nourrissent. Le LNA, qu'il ne faut surtout pas confondre avec le LA, l'oméga-6 omniprésent dans notre alimentation, se retrouve aussi dans certains aliments que nous consommons (graines de lin, soja, noix) (Tableau 15), mais malheureusement, on pense que la fabrication de EPA et de DHA à partir du LNA n'est pas très efficace chez les humains lorsqu'il y a une surcharge en acides gras oméga-6 dans l'alimentation, comme c'est le cas aujourd'hui. Cette difficulté à fabriquer le EPA et le DHA est due au fait que la machinerie d'enzymes qui produit ces acides à partir du LNA est la même que celle qui transforme le LA, ou oméga-6, en molécules inflammatoires. Donc, quand l'alimentation fournit trop de LA, ces enzymes sont submergées par cet excès de lipide et n'arrivent tout simplement pas à reconnaître efficacement le LNA présent en plus faible quantité. En conséquence, non seulement la production d'oméga-3 essentiels à l'équilibre de

Principales sources alimentaires d'acides gras oméga-3

Tableau 15

Sources végétales	Teneur en acide linolénique (LNA) (g/portion)*
Noix de Grenoble fraîches	2,6
Graines de lin	2,2
Huile de noix	1,4
Huile de canola	1,3
Fèves de soja	0,44
Tofu	0,26
Sources animales	Teneur en EPA et DHA (g/portion)*
Sardine	2,0
Hareng	2,0
Maquereau	1,8
Saumon (Atlantique)	1,6
Truite arc-en-ciel	1,0

*Portion de 15 ml pour les huiles, de 30 g pour les noix et de 100 g pour le tofu, les fèves et les poissons. Tiré du *USDA Nutrient Data Laboratory* (http://www.nal.usda.gov/fnic/foodcomp) et de www.tufts.edu/med/nutrition-infection.

la cellule est réduite, mais en plus il y a surproduction de molécules inflammatoires qui peuvent avoir des effets néfastes sur l'équilibre de l'organisme. L'un des bons moyens de réduire significativement l'apport en acides gras oméga-6 est d'utiliser l'huile d'olive comme corps gras principal (l'huile de canola est également une option en raison de son meilleur rapport oméga-6/oméga-3). Par ailleurs, pour augmenter l'apport en oméga-3, il suffit d'intégrer autant que possible des sources végétales comme les graines de lin ou le soja dans son régime alimentaire et de consommer régulièrement des poissons gras (sardines, saumon, maquereaux) contenant des taux importants de DHA et EPA déjà formés et prêts à être utilisés par les cellules.

LES EFFETS BÉNÉFIQUES DES ACIDES GRAS OMÉGA-3

L'importance d'augmenter l'apport alimentaire en acides gras oméga-3 est liée à leurs effets bénéfiques sur au moins deux grands désordres qui touchent la population occidentale, soit les maladies cardio-vasculaires et le cancer. Au niveau cardio-vasculaire, les scientifiques s'accordent quant aux bienfaits associés à la consommation d'aliments riches en oméga-3, en particulier chez les personnes dont le risque d'être affectées par ces maladies est élevé. Les études montrent que les oméga-3 réduisent la fréquence de ces maladies en diminuant le risque d'arythmie cardiaque, grande responsable de morts subites, de même qu'en abaissant les taux de lipides sanguins et, par conséquent, les risques de formation de plaques d'athérosclérose.

Les effets bénéfiques des oméga-3 ne se limitent cependant pas aux maladies cardio-vasculaires ; il existe de plus en plus de résultats expérimentaux qui suggèrent que ces acides gras peuvent également jouer un rôle dans la prévention du cancer. Par exemple, un certain nombre d'études qui ont examiné la relation existant entre la consommation de poissons riches en oméga-3 et le cancer ont observé une réduction du risque de développer des cancers du sein, de la prostate et du côlon. Un tel rôle des acides gras oméga-3 dans la prévention de certains cancers est attesté par les résultats obtenus à l'aide des modèles animaux et des cellules tumorales isolées. Par exemple, alors que les acides gras oméga-6 sont connus comme des facteurs déclencheurs de cancers, l'introduction d'oméga-3 dans la nourriture de rats de laboratoire provoque l'effet inverse, c'est-à-dire qu'ils réduisent le développement de cancers du sein, du côlon, de la prostate et du pancréas, et augmentent également l'efficacité des médicaments de chimiothérapie. Les mécanismes impliqués dans ces effets protecteurs pourraient être liés à une baisse de la production de molécules inflammatoires qui altèrent le système immunitaire et favorisent le développement du cancer, de même qu'à un effet direct sur les cellules cancéreuses, en modifiant leur capacité à échapper à la mort par apoptose et en prévenant le développement de nouveaux vaisseaux sanguins essentiels à leur croissance. Ainsi une consommation accrue d'aliments riches en oméga-3, comme les poissons gras, surtout s

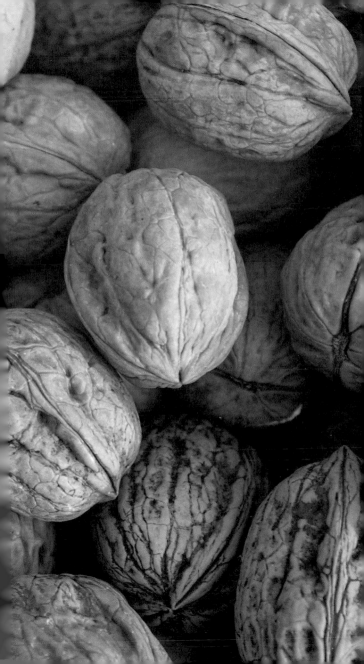

elle se fait au détriment des graisses animales saturées comme les viandes rouges, ne peut qu'être bénéfique pour la santé et contribuer à réduire significativement les risques de cancer.

En conclusion, une modification du régime alimentaire tendant à augmenter significativement la consommation d'acides gras oméga-3 et à diminuer celle d'oméga-6 peut sans aucun doute possible avoir un effet préventif contre le cancer. Une cuillerée à soupe de graines de lin fraîchement moulues ajoutée aux céréales du matin est une façon simple et efficace d'augmenter l'apport en oméga-3. Puisque la meilleure source de ces gras est le poisson, il est tout indiqué d'incorporer deux ou trois portions de poissons gras à son régime alimentaire hebdomadaire, autant pour leur teneur en oméga-3 que pour leur contenu exemplaire en protéines, vitamines et minéraux. Il est évidemment regrettable que certains poissons contiennent des quantités infimes de différentes substances toxiques, mais il faut cependant garder en tête qu'à de si petites quantités, les bénéfices que procure le poisson sont infiniment supérieurs aux effets négatifs qui pourraient être provoqués par ces substances. Si toutefois il s'agit d'une préoccupation pour vous, évitez de manger les gros poissons prédateurs, comme le requin, l'espadon et le thon, plus d'une fois par semaine. Les poissons qui sont de bonnes sources d'oméga-3 (saumon, sardines, maquereaux) ne contiennent quant à eux que peu de substances toxiques. Pour le saumon, choisissez de préférence la forme sauvage plutôt que celle élevée en bassins : les poissons d'élevage sont généralement nourris avec des grains riches en oméga-6 au lieu d'algues et contiennent par conséquent beaucoup moins d'oméga-3.

EN RÉSUMÉ

- La plus grande carence nutritionnelle touchant actuellement les pays occidentaux est le faible apport en acides gras polyinsaturés de type oméga-3.

- Les oméga-3 étant par nature extrêmement instables, il est préférable d'utiliser des aliments entiers comme source de ces lipides plutôt que des suppléments enrichis en oméga-3.

- La consommation de poissons gras, à raison de 1 ou 2 fois par semaine, est une façon simple d'augmenter la quantité d'oméga-3 dans le régime alimentaire. De la même façon, des graines de lin fraîchement moulues et conservées hermétiquement au frigo peuvent être ajoutées aux céréales du matin.

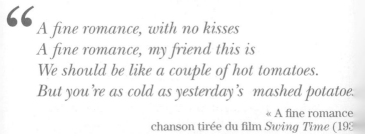

    A fine romance, with no kisses
    A fine romance, my friend this is
    We should be like a couple of hot tomatoes.
    But you're as cold as yesterday's mashed potatoe

« A fine romance
chanson tirée du film *Swing Time* (193

CHAPITRE 13

La tomate, la meilleure amie de la prostate

La tomate est originaire d'Amérique du Sud, fort probablement du Pérou où elle existe d'ailleurs encore aujourd'hui à l'état sauvage. De couleur jaune et de la taille de nos tomates-cerises actuelles, ces tomates péruviennes n'étaient cependant pas consommées par les Incas. Ce sont plutôt les Aztèques d'Amérique centrale qui ont commencé la culture de ce qu'ils appelaient *tomalt*, le « fruit dodu » qu'ils utilisaient déjà avec les piments pour préparer ce qui est sans doute l'ancêtre de la salsa actuelle.

Découverte par les Espagnols lors de la conquête du Mexique au début du XVIᵉ siècle, la tomate fait son apparition en Espagne d'abord, puis en Italie, où on remarque dès 1544 la ressemblance de cette *pomo d'oro* avec la belladone et la terrible mandragore, deux plantes aux effets psychotropes très puissants. Il n'en fallait pas plus pour que l'on considère la tomate comme un fruit toxique et elle servit longtemps exclusivement de plante ornementale en Europe du Nord, pour « couvrir cabinets et tonnelles, grimpans gaiment par dessus, s'agrippans fermement aux appuis (...). Leurs fruits ne sont pas bons à manger : seulement sont-ils utiles en la médecine et plaisans à manier, à flairer » (Olivier de Serres, *Théâtre d'agriculture*, 1600). C'est seulement en 1692 que la tomate fit son apparition dans un livre de recettes italien et il fallut attendre encore un siècle pour que son usage culinaire commence à véritablement s'étendre au reste de l'Europe. Les habitants du Nouveau Monde ont montré la même réticence à inclure la tomate dans l'alimentation quotidienne, malgré l'exemple donné par certains personnages illustres, notamment Thomas Jefferson, et elle ne fut utilisée couramment que vers le milieu du XIXe siècle. Aujourd'hui, la tomate est l'une des principales sources de vitamines et de minéraux du régime alimentaire occidental.

LE LYCOPÈNE, GRAND RESPONSABLE DES PROPRIÉTÉS ANTICANCÉREUSES DE LA TOMATE

Le lycopène fait partie de la grande famille des caroténoïdes, une classe extrêmement variée de molécules phytochimiques responsables de la couleur jaune, orange et rouge de plusieurs fruits et légumes. Puisque le corps humain est incapable de fabriquer les caroténoïdes, ces molécules doivent être obtenues par l'introduction de végétaux dans l'alimentation. Certains caroténoïdes, comme le bêta-carotène et la bêta-cryptoxanthine, sont des précurseurs de la vitamine A, une vitamine essentielle à la croissance, alors que d'autres membres de cette famille, comme la lutéine, la zéaxanthine et le lycopène, sont

La tomate : un fruit, un légume... ou un poison ?

On peut sourire de la croyance des Anciens selon laquelle la tomate était dangereuse pour la santé, mais il faut tout de même rendre hommage à leur sens de l'observation : la tomate fait effectivement partie d'une famille de plantes (les solanacées) dont plusieurs possèdent des alcaloïdes extrêmement puissants qui peuvent même causer la mort, comme le tabac, la belladone, la mandragore et le datura. Les plants de tomate contiennent en effet une de ces substances, la tomatine, qui est cependant presque exclusivement présente dans les racines et les feuilles et dont la quantité s'affaiblit dans le fruit pour disparaître complètement avec le mûrissement (même chose pour d'autres solanacées comestibles comme la pomme de terre, l'aubergine et le poivron). Cette ambiguïté des hommes face à la tomate est bien résumée par son nom botanique *Lycopersicon esculentum*, qui veut littéralement dire « pêche de loup comestible », inspiré d'une légende allemande selon laquelle les sorcières utilisaient des plantes hallucinogènes comme la belladone et la mandragore pour créer des loups-garous.

Notons enfin qu'on peut considérer la tomate à la fois comme un fruit et comme un légume. En effet, du point de vue botanique, il s'agit d'un fruit (une baie en fait), puisqu'elle provient de la fécondation d'une fleur. Mais, du point de vue de l'horticulture, telles les courges, elle est plutôt perçue comme un légume tant par sa culture que par son utilisation. Cette classification est d'abord et avant tout économique : un entrepreneur américain voulant être exempté des taxes appliquées aux importations de légumes essaya de faire valoir que la tomate était un fruit, requête rejetée par la Cour suprême américaine de 1893, qui proclama officiellement la tomate comme légume.

dépourvus d'activité en rapport avec la vitamine A et ont donc des rôles distincts. Par exemple, la lutéine et la zéaxanthine absorbent de façon très efficace la composante bleue de la lumière et pourraient donc protéger l'œil en réduisant les risques de dégénérescence maculaire liée à l'âge ainsi que la formation de cataractes. Le rôle du lycopène demeure quant à lui encore peu connu, mais plusieurs observations récentes suggèrent que de tous les caroténoïdes, c'est probablement celui qui a le plus d'impact sur la prévention du cancer.

Le lycopène est le pigment responsable de la couleur rouge de la tomate et ce fruit-légume en est de loin la meilleure source alimentaire. En règle générale, les produits à base de tomates constituent environ 85 % de l'apport en lycopène, les autres 15 % étant fournis par certains fruits (Tableau 16). Le contenu en lycopène de nos tomates cultivées est malheureusement beaucoup plus faible que celui de l'espèce sauvage originelle, *Lycopersicon pimpinellifolium* (50 microgrammes par gramme comparativement à 200-250 microgrammes dans certaines espèces sauvages). Cette différence est due au nombre restreint d'espèces utilisées pour l'hybridation, ce qui réduit du même coup la variabilité des gènes de la plante. Il est donc à souhaiter que la réintroduction du bagage génétique des espèces sauvages augmentera cette teneur pour permettre d'atteindre des quantités de lycopène encore plus susceptibles d'avoir une influence sur le développement du cancer.

Les produits fabriqués à partir de tomates cuites sont particulièrement riches en lycopène et, plus important encore, le bris des cellules du fruit par la chaleur permet une meilleure extraction de la molécule ainsi que des changements dans sa structure qui la rendent plus assimilable par l'organisme. Les graisses augmentent également la disponibilité du lycopène et la cuisson de tomates dans de l'huile d'olive permet donc de maximiser la quantité de lycopène qui peut être absorbée. Enfin, malgré ce que proposait en 1981 l'administration du président Reagan pour justifier ses coupes budgétaires dans les programmes de cantines scolaires, le ketchup n'est pas un légume (!) et sa teneur élevée en lycopène ne doit pas faire oublier qu'il contient près du tiers de son poids en sucre.

Les pays grands consommateurs de tomates, comme l'Italie, l'Espagne et le Mexique, ont des taux de cancer de la prostate beaucoup plus faibles qu'en Amérique du Nord. Évidemment, ces statistiques ne prouvent pas que ces différences sont liées à la place qu'occupent les tomates dans le régime alimentaire (les Asiatiques ne consomment pas de tomates et ne sont pas tellement affectés par cette maladie), mais elles ont néanmoins incité les chercheurs à tenter d'éta-

Principales sources alimentaires de lycopène	*Tableau 16*
Aliments	**Teneur en lycopène (mg/100 g)**
Concentré de tomates	29,3
Coulis de tomates	17,5
Ketchup	17,0
Sauce tomate	15,9
Soupe de tomate condensée	10,9
Tomates en conserve	9,7
Jus de tomate	9,3
Pastèque	4,8
Goyave	5,4
Tomate (crue)	3,0
Papaye	2,0
Pamplemousse rose	1,5

Source : *USDA Database for the carotenoid content of selected foods, 1998*

blir un lien entre le développement du cancer de la prostate et l'apport alimentaire en tomates. Effectivement, un certain nombre d'études suggèrent que les individus consommant de grandes quantités de tomates et de produits à base de tomates montrent un risque moindre de développer un cancer de la prostate, particulièrement les formes les plus agressives de cette maladie. Cette relation n'est cependant pas retrouvée dans toutes les études réalisées jusqu'à présent, car la très grande variabilité du contenu en lycopène associé aux différents produits dérivés de la tomate rend difficile la démonstration d'une relation bénéfique. Par contre, des études portant sur de grands échantillons de population et au cours desquelles le risque de développer un cancer de la prostate est corrélé avec la consommation d'aliments riches en lycopène, comme la sauce tomate, permettent d'observer une diminution du risque d'environ 30 %. Cette association paraît plus forte pour les individus âgés de 65 ans et plus, indiquant que le lycopène serait plus apte à contrer le développement du cancer de la prostate associé au vieillissement que celui se produisant plus tôt, vers 50 ans, qui semble plutôt être d'origine génétique.

Les mécanismes par lesquels le lycopène parvient à réduire le développement du cancer de la prostate restent encore inconnus. Tout comme son proche parent, le bêta-carotène, le lycopène est un excellent antioxydant, mais la contribution de cette propriété à son effet anticancéreux demeure obscure. En fait, selon les résultats obtenus jusqu'à présent, le lycopène pourrait contrer davantage le développement du cancer de la prostate par son action directe sur certaines enzymes responsables de la croissance de ce tissu, notamment en interférant avec les signaux des androgènes, les hormones souvent impliquées dans l'excès de croissance du tissu prostatique, de même qu'en perturbant la croissance des cellules du tissu. Puisque le lycopène absorbé s'accumule préférentiellement au niveau de la prostate, la molécule serait donc idéalement située pour empêcher un éventuel excès de croissance des cellules cancéreuses. Cependant, même si l'ensemble des recherches sur l'effet anticancéreux des tomates s'est jusqu'à présent surtout concentré sur la prévention du cancer de la prostate, il nous semble pertinent d'envisager que ce légume-fruit pourrait jouer un rôle plus global dans la prévention de plusieurs autres cancers. Comme nous l'avons mentionné dans les Chapitres 2 et 3, les mécanismes moléculaires responsables du développement du cancer sont très souvent similaires d'un type de cancer à un autre et il est vraisemblable que le lycopène puisse également interférer avec le développement d'autres cancers. Les tomates doivent donc être considérées comme un aliment faisant partie d'une stratégie globale de prévention du cancer par l'alimentation.

En résumé, la consommation de produits à base de tomates constitue un bon moyen de réduire les risques de développer le cancer de la prostate. Cependant, les résultats obtenus jusqu'à présent indiquent que la quantité de lycopène requise pour observer une diminution significative du risque est relativement élevée. Il est donc important de choisir des produits non seulement riches en lycopène, mais également dans lesquels la forme de lycopène présente est la plus facilement assimilable par l'organisme. En ce sens, la sauce tomate représente l'aliment idéal, puisqu'elle renferme une forte concentration de cette molécule, et que celle-ci est bien assimilée en raison de la cuisson prolongée des tomates et de la présence d'huile d'olive. La simple consommation de deux repas par semaine à base de ces sauces peut réduire de 25 % vos risques de développer le cancer de la prostate. Et n'oubliez pas d'y inclure de l'ail !

EN RÉSUMÉ

- Le lycopène, pigment responsable de la couleur rouge de la tomate, est le composé essentiel du potentiel anticancéreux des tomates.

- L'action anticancéreuse du lycopène est cependant maximale seulement si les tomates sont cuites en présence de matières grasses, comme les sauces à base de concentré de tomates.

> *Il coule des hémisphères d'une étoile,*
> *c'est un univers d'or, une coupe jaune*
> *de miracles, le minuscule feu d'une planète.*
>
> Pablo Neruda, Ode au citron (1954)

CHAPITRE 14

Les agrumes, un zeste de molécules anticancéreuses

Le terme d'agrume, du latin *acrimen*, qui signifie aigre, sert à désigner certains fruits appartenant au genre *Citrus* tels les citrons, les oranges, les pamplemousses et les mandarines (voir encadré). D'un point de vue botanique, les agrumes sont également connus sous le nom d'hespéridés, en référence au onzième travail d'Hercule, au cours duquel le demi-dieu réussit à cueillir les pommes d'or du jardin gardé par les nymphes Hespérides. Le terme hespéridés est cependant aujourd'hui surtout utilisé en parfumerie pour désigner les huiles essentielles obtenues à partir des plantes du genre *Citrus*.

Tous les agrumes proviennent d'Asie, particulièrement d'Inde et de Chine, où ils étaient cultivés il y a au moins 3 000 ans. Il fallut donc attendre la découverte du continent asiatique par les explorateurs pour assister à l'arrivée des premiers agrumes en Occident : importation du cédrat (*Citrus medica*) par Alexandre le Grand au IVe siècle avant J.-C., du bigaradier (orange amère) par les Arabes au début de notre ère et, beaucoup plus tard, implantation des citronniers en Espagne au XIIᵉ siècle, des orangers au Portugal au XVᵉ siècle et, encore plus récemment, des mandariniers en Provence et en Afrique du Nord au XIXᵉ siècle. Longtemps considérés comme des fruits exotiques, les agrumes font aujourd'hui partie du régime alimentaire de la très vaste majorité des pays avec un *milliard* d'arbres à agrumes qui sont cultivés dans le monde, produisant près de 100 millions de tonnes de fruits chaque année.

Les principaux agrumes

L'orange (*Citrus sinensis*)

Même si ce fruit est originaire de Chine, le mot orange proviendrait de l'arabe *narandj*, lui-même issu du sanskrit *nagarunga*, qui signifie « fruit aimé des éléphants ». Les oranges douces ont été introduites en Occident au XVᵉ siècle par les Portugais, qui ont su développer avec brio leur culture et ont ainsi grandement contribué à leur popularité. C'est Christophe Colomb qui emporta lors de son deuxième voyage les graines devant donner naissance à la culture des orangers en Amérique. Louis XIV, qui aimait les oranges autant que les fraises, fit quant à lui construire les fameuses orangeraies de Versailles. Encore considérée comme un aliment de luxe au début du XXᵉ siècle, l'orange est devenue, depuis la dernière guerre, l'agrume le plus consommé au monde et représente jusqu'à 70 % de la production mondiale de ces fruits.

Le pamplemousse (*Citrus paradisi Macfadyen*)

Le pamplemousse que nous connaissons actuellement est en fait une variété de pomélo créée à partir du croisement de l'orange et du... pamplemousse! En effet, le véritable pamplemousse (*C. grandis*) tire son nom du néerlandais *pompelmoes*, qui signifie « gros citron », nom qui fut donné à ce gros fruit en forme de poire rapporté de Malaisie par les Hollandais au XVIIᵉ siècle. Ce qui est vendu sous le nom de pomélo est donc un pamplemousse alors que nos pamplemousses sont des pomélos !

LES COMPOSÉS PHYTOCHIMIQUES DES AGRUMES

Beaucoup plus qu'une source abondante de vitamine C, les agrumes contiennent plusieurs composés phytochimiques qui sont vraisemblablement responsables des effets anticancéreux de ces fruits. Par exemple, une orange contient près de 200 composés différents, parmi lesquels on retrouve une soixantaine de polyphénols ainsi que plusieurs membres d'une classe de molécules très odorantes, les *terpènes*.

Le citron (*Citrus limon*)

Probablement originaire de Chine et de l'Inde, à proximité de l'Himalaya, le citron a été introduit en Europe au XIIe siècle par les Arabes. Il ne faut pas confondre le citron avec le cédrat (ce dernier se disant citron en anglais !), fruit qui avait été rapporté en Méditerranée par Alexandre le Grand et qui, selon les écrits de Théophraste, Démocrite et Virgile, était très utilisé comme contrepoison. Le citron fut quant à lui rapidement utilisé comme remède contre le scorbut, mais ce n'est cependant qu'au XVe siècle qu'il s'implanta véritablement dans les mœurs culinaires de l'Europe. Malgré son apparence et son usage culinaire similaire, le citron vert ou lime (*Citrus aurantifolia*) est une espèce botanique différente, originaire de Malaisie et qui demande un climat plus tropical que le citron pour fructifier.

La mandarine (*Citrus reticula*)

La mandarine, dont le nom provient sans doute de la ressemblance de sa couleur avec les robes de soie des mandarins chinois, est également originaire du Sud-Est asiatique et a probablement été domestiquée il y a 2 500 ans en Chine. Cultivée aux abords de la Méditerranée depuis le XIXe siècle, elle a vu sa popularité augmenter grâce au développement en 1902 de son hybride le plus célèbre, la clémentine. Aujourd'hui, les mandarines, tangerines et clémentines représentent 10 % de tous les agrumes produits dans le monde.

Les agrumes sont les seuls végétaux qui contiennent des quantités importantes d'un groupe de polyphénols appelé *flavanones*, molécules qui participent activement aux effets antiscorbutiques associés depuis longtemps à ces fruits. Une de ces molécules, l'hespéridine, fut même anciennement appelée « vitamine P », car elle permettait de conserver l'intégrité des vaisseaux sanguins en augmentant leur tonus et en réduisant leur perméabilité. Puisque les processus inflammatoires sont caractérisés par une augmentation de la perméabilité des vaisseaux sanguins, cet effet des polyphénols associés aux agrumes en fait donc des molécules anti-inflammatoires, une propriété qui peut contribuer à la prévention du cancer.

LES PROPRIÉTÉS ANTICANCÉREUSES DES AGRUMES

Des études réalisées dans différentes parties du monde ont réussi à mettre en évidence un lien entre la consommation d'agrumes et la diminution du risque de développer certains cancers, cette relation étant surtout convaincante dans le cas des cancers touchant le tractus digestif, c'est-à-dire l'œsophage, la bouche, le larynx et le pharynx ainsi que l'estomac, où des réductions de 40-50 % du risque ont été observées. Il est cependant probable que d'autres cancers puissent également être visés par les agrumes, comme en témoignent des résultats récents montrant que les enfants consommant régulièrement du jus d'orange au cours des deux premières années de leur vie ont un risque réduit d'être touchés par la leucémie par la suite. Ces résultats encourageants sont à confirmer, mais ils témoignent encore une fois de l'impact que peut avoir la composition du régime alimentaire sur le développement de certains cancers, et ce, même en bas âge.

À plusieurs égards, ces observations concordent avec les expériences réalisées en laboratoire où les principaux composants des agrumes, les polyphénols et les terpènes, ont à maintes reprises été identifiés comme des molécules ayant la capacité d'interférer avec les processus responsables du développement du cancer. Même si les mécanismes impliqués demeurent encore en grande partie inconnus, certaines données suggèrent que les composés phytochimiques des agrumes parviennent à bloquer la croissance des tumeurs en agissant directement sur les cellules cancéreuses, réduisant leur capacité à se reproduire. Néanmoins, il est extrêmement probable qu'un des principaux effets anticancéreux des agrumes soit lié à leur modulation des systèmes de détoxification des substances cancérigènes. L'interaction des agrumes avec ces systèmes est bien illustrée par l'effet étonnant que peut avoir le jus de pamplemousse sur le métabolisme de certains médicaments. En effet, au cours d'une étude visant à déterminer l'impact de l'alcool sur l'efficacité d'un médicament très utilisé pour les arythmies cardiaques, on constata tout à fait par hasard que le jus de pamplemousse utilisé pour masquer le goût de l'alcool faisait doubler la quantité de médicament dans le sang, augmentant du même coup les effets secondaires. Un effet similaire est observé dans le cas des statines, les médicaments utilisés pour réduire le cholestérol dans le sang. Ces observations illustrent à quel point les agrumes peuvent moduler les systèmes impliqués dans le métabolisme des substances étrangères. On sait maintenant que ces effets sont dus en grande partie à une molécule de la classe des coumarines, la désoxybergamottine, qui bloque une enzyme du foie responsable du métabolisme des médicaments (le Cytochrome P4503A4). Cette action des molécules associées aux agrumes est importante et peut même s'avérer cruciale pour potentialiser les propriétés anticancéreuses des autres fruits et légumes, car toutes les molécules anticancéreuses présentes dans l'alimentation que nous avons décrites dans cet ouvrage sont transformées et éliminées de notre organisme par les mêmes systèmes d'enzymes que ceux impliqués dans le métabolisme des médicaments. Autrement dit, l'inhibition de ces systèmes par les composés phytochimiques des agrumes a comme conséquence immédiate de réduire ce métabolisme et ainsi d'augmenter considérablement les concentrations des composés anticancéreux dans le sang, augmentant du même coup leur puissance d'action.

En résumé, les agrumes ne doivent pas être considérés seulement comme une excellente source de vitamine C, mais également comme des aliments capables d'apporter à l'organisme plusieurs composés phytochimiques anticancéreux. Les multiples composés contenus dans ces fruits peuvent non seulement agir directement sur les cellules cancéreuses et ainsi prévenir leur progression, mais avoir aussi un rôle bénéfique en agissant comme anti-inflammatoires et en modifiant l'absorption et l'élimination de plusieurs substances. La consommation quotidienne d'agrumes, sous forme de fruit entier ou de jus, est donc une façon simple et efficace d'ajouter «un zeste de fraîcheur» à un régime de prévention du cancer.

Les agrumes ne doivent pas être considérés seulement comme une excellente source de vitamine C, mais également comme des aliments capables d'apporter à l'organisme plusieurs composés phytochimiques anticancéreux.

EN RÉSUMÉ

- Les agrumes sont des aliments essentiels à la prévention du cancer, pour leur capacité d'action sur les cellules cancéreuses et pour leur capacité d'augmenter le potentiel anticancéreux d'autres composés phytochimiques présents dans l'alimentation.

- La consommation d'agrumes, entiers ou sous forme de jus, permet donc l'apport incomparable de ces molécules anticancéreuses tout en procurant les doses quotidiennes nécessaires en plusieurs vitamines et minéraux.

> *Un peu de vin est un antidote contre la mort ; en grande quantité, il est le poison de la vie.*
>
> Proverbe persan

CHAPITRE 15

In vino veritas

Le raisin est un des fruits les plus anciens et les plus répandus dans le monde. L'analyse de plusieurs fossiles indiquent que les vignes sauvages existaient déjà il y a plus de 65 millions d'années et, réchauffement planétaire aidant, on en retrouvait sur toute la surface du globe il y a 25 millions d'années, même dans des endroits aussi inattendus que l'Alaska et le Groenland. Cette répartition s'est néanmoins beaucoup restreinte au cours des périodes glacières suivantes, de sorte qu'il y a environ 10 000 ans, les vignes sauvages étaient essentiellement concentrées aux alentours de la mer Caspienne, dans une région correspondant aujourd'hui à la Géorgie et à l'Arménie.

Les raisins étant très sucrés et donc sujets à fermenter rapidement, il est probable que la proximité de l'homme et de ces vignes sauvages ait rapidement coïncidé avec la découverte puis la fabrication des premiers breuvages fermentés à base de raisin. Nul ne sait si le goût certainement unique de ces premiers « vins » est à l'origine des efforts de culture de la vigne faits par la suite, mais selon l'analyse des plus anciens pépins de vigne cultivés connus à ce jour, cette domestication date de l'Antiquité (7 000 à 5 000 ans av. J.-C.) et proviendrait du Caucase, puis plus au sud, de Mésopotamie, où des amphores tachées de vin datant de 3 500 ans avant J.-C. ont été retrouvées.

Cette viticulture primitive s'est par la suite considérablement développée avec les Égyptiens, qui considéraient le vin comme un don d'Osiris, dieu des morts, importance illustrée par les nombreuses fresques ornant les chambres funéraires dès la IIIe dynastie égyptienne (2686-2613 av. J.-C.). Limitée à l'usage des dignitaires en Égypte, ce n'est qu'avec l'Empire grec que la production de vin s'est considérablement développée tout autour de la Méditerranée et que cette boisson s'est véritablement imposée dans la culture humaine en général, importance symbolisée par le culte de Dionysos, dieu grec du vin et de l'ivresse. Dionysos sera remplacé par Bacchus après la conquête romaine et les successeurs des Grecs vont développer encore plus la culture et le commerce du vin, non seulement en Italie mais également sur les rives méditerranéennes de France et d'Espagne. Plus de deux mille ans plus tard, ces pays demeurent les principaux producteurs de vin à l'échelle du globe.

LES BIENFAITS DU VIN SUR LA SANTÉ

À l'exception du thé, aucune boisson n'est aussi inextricablement liée à la civilisation que le vin. Si son côté euphorisant a certainement contribué à en faire un élément incontournable des fêtes et réjouissances, il est cependant intéressant de noter à quel point le vin a toujours été considéré comme un breuvage possédant des effets bénéfiques pour la santé. Le fondateur de la médecine, Hippocrate, disait de lui : « Le vin est une chose merveilleusement appropriée à l'homme si, en santé comme en maladie, on l'administre avec à propos et juste mesure, suivant la constitution individuelle », et il n'hésitait pas à le recommander pour soigner plusieurs maladies. Pendant l'ère romaine, cette vision thérapeutique associée au vin est toujours en vogue et Pline l'Ancien (23-79), auteur de la volumineuse *Histoire naturelle* dont nous avons déjà fait mention, pense également que « le vin à lui seul est un remède ; il nourrit le sang de l'homme, réjouit l'estomac et amortit chagrin et souci ». L'éruption du Vésuve en 79 empêcha Pline de vanter plus longtemps les vertus du vin, mais ces croyances gagnèrent malgré tout en importance au Moyen Âge, période durant laquelle le vin fait partie intégrante de la pratique médicale. Les traités médicaux de la première école de médecine d'Europe, fondée au Xe siècle à Salerne près de Naples, en Italie, mentionnent que « le vin pur a de multiples bienfaits (…) et donne dans la vie une santé robuste (…) buvez-en peu, mais qu'il soit bon ». Recommandations toujours en vogue quelques siècles plus tard à l'université de Montpellier (1221), alors réputée comme la plus grande école de médecine d'Europe et dont la moitié des « recettes » médicinales composant ses livres contiennent du vin comme ingrédient.

On pourrait croire que ces croyances et usages anciens, qui relèvent beaucoup plus de l'intuition que d'un véritable savoir médical, se sont estompés au cours des siècles suivants, mais au contraire, loin de s'essouffler, la place du vin dans la médecine européenne ne cesse d'augmenter jusqu'au XIXe siècle. Même Louis Pasteur, qui à cette époque jouissait déjà d'une très grande notoriété, considérait le vin comme « le breuvage le plus sain et le plus hygiénique qui soit ».

Il fallut attendre la fin du XXe siècle pour avoir finalement des indices concrets sur les façons dont le vin peut être bénéfique pour la santé. Au cours d'une étude portant sur les facteurs responsables de la mortalité liée aux maladies cardiaques, il fut montré que les Français, en dépit d'un mode de vie comprenant plusieurs facteurs connus de risques de maladies cardiovasculaires (haut niveau de cholestérol, hypertension, tabagisme) ont une mortalité associée à ces maladies anormalement basse par rapport à d'autres pays ayant les mêmes niveaux de facteurs de risque. Par exemple, malgré un apport en matières grasses semblable à celui des habitants des États-Unis ou encore du Royaume-Uni, les Français ont presque deux fois moins de crises cardiaques ou autres événements coronariens à l'origine de décès prématurés. La principale différence existant entre le régime alimentaire français et celui des Anglo-Saxons étant la consommation relativement élevée de vin en France, on supposa que ce « paradoxe français » pouvait être lié à cette consommation de vin, en particulier de vin rouge.

VIN ROUGE ET MORTALITÉ

De nombreuses études ont montré que les individus qui consomment quotidiennement des quantités modérées d'alcool ont un risque de mortalité plus faible que ceux qui s'en abstiennent ou ceux qui en boivent trop. L'analyse de plus d'une cinquantaine d'études épidémiologiques portant sur l'effet de l'alcool sur la mortalité des populations occidentales montre très clairement l'existence d'une réponse en forme de « J » face à l'alcool (Figure 31). Des quantités modérées d'alcool (deux à quatre verres d'environ 120 ml par jour pour les hommes et un ou deux verres par jour pour les femmes) diminuent de façon significative les risques de décès (25-30 %), toutes causes confondues. Cependant, au-delà de cette quantité, le risque de décès augmente très rapidement.

L'effet positif de l'éthanol semble être principalement dû à une hausse des HDL (le bon cholestérol) dans le sang, qui est considéré comme un élément clé de la protection contre les maladies cardio-vasculaires, ainsi qu'à une baisse de la formation de caillots dans le sang en in-

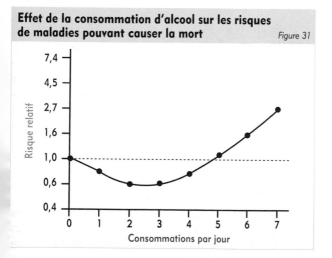

Effet de la consommation d'alcool sur les risques de maladies pouvant causer la mort

Figure 31

hibant l'agrégation des plaquettes sanguines. À l'inverse, l'alcool à fortes doses provoque des dommages considérables aux cellules et augmente nettement les risques de développement du cancer, d'où la montée en flèche du risque de décès observée dans la figure 31. L'alcool est donc l'exemple parfait d'une arme à double tranchant qu'il faut utiliser de façon intelligente si on veut tirer profit de ses effets bénéfiques.

Si l'alcool à faible dose est bénéfique, ce bénéfice semble être beaucoup plus prononcé pour les buveurs modérés de vin. Lorsque les taux de mortalité reliés aux maladies cardiaques dans 18 pays ont été analysés en fonction de la

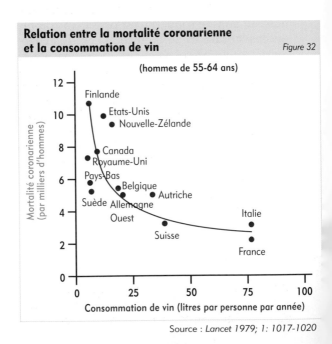

Relation entre la mortalité coronarienne et la consommation de vin

Figure 32

(hommes de 55-64 ans)

Mortalité coronarienne (par milliers d'hommes)

Consommation de vin (litres par personne par année)

Source : *Lancet* 1979; 1: 1017-1020

quantité de vin consommée par les habitants de ces pays, il fut observé que le taux de mortalité associé à ces maladies est beaucoup plus faible dans les pays consommateurs de vin, comme la France et l'Italie, que dans ceux où le vin ne fait pas partie intégrante du régime alimentaire, comme les États-Unis ou l'Angleterre (Figure 32).

Une synthèse récente de 13 études, concernant 210 000 personnes chez qui on avait évalué l'impact de la consommation de vin rouge sur les risques de maladies cardio-vasculaires, en arrive à une conclusion similaire, c'est-à-dire que les buveurs modérés de vin ont environ 30 % moins de risques d'être affectés par ces maladies. De la même façon, une étude danoise a montré que la consommation modérée de vin induisait non seulement une réduction de 40 % du risque de décès lié aux maladies cardio-vasculaires mais également une réduction de la mortalité associée au cancer (22 %), ces effets étant de loin supérieurs à ceux fournis par la consommation modérée d'autrestypes d'alcool, comme la bière et les spiritueux. Autrement dit, les buveurs modérés de vin vivent tout simplement plus longtemps que ceux qui s'abstiennent d'en boire, ceux qui en boivent trop ou encore ceux qui lui préfèrent d'autres types de boissons alcoolisées.

POURQUOI LE VIN ROUGE?

S'il peut sembler étonnant qu'une boisson alcoolisée entraîne une telle réduction du taux de maladies graves, comme les maladies car-

Les principaux composés phytochimiques du vin *Tableau 17*

Composés phytochimiques	Concentration moyenne (mg/l)*	
	Vin rouge	Vin blanc
Anthocyanidines	281	0
Proanthocyanidines	171	7,1
Flavonols	98	0
Acides phénoliques	375	210
Resvératrol	3	0,3
Total	1 200	217

*Étant donné l'extrême variabilité de la composition phytochimique des vins, les concentrations indiquées représentent des moyennes des valeurs actuellement disponibles.

Source : Annu. Rev. Nutr. (2000) 20: 561-593.

dio-vasculaires, il est important de comprendre que le vin rouge n'est pas une boisson alcoolisée comme les autres. Au contraire, le vin est peut-être le breuvage le plus complexe de l'alimentation humaine. Cette complexité est due au long processus de fermentation du raisin, qui induit des changements importants dans la composition chimique de la pulpe, permettant l'extraction de certaines molécules tout en modifiant la structure de plusieurs autres. Le résultat final est impressionnant, avec plusieurs centaines de molécules distinctes présentes dans le vin rouge, notamment des membres de la famille des polyphénols (un litre de vin rouge peut contenir jusqu'à 2 g de polyphénols) (Tableau 17).

Ces polyphénols étant principalement associés à la peau et aux pépins des raisins, la fabrication des vins rouges par fermentation des raisins entiers permet l'extraction d'une quantité beaucoup plus importante de composés que lors de la fabrication des vins blancs, où les peaux et les pépins sont rapidement exclus du processus de fermentation.

Parmi les centaines de polyphénols présents dans le vin rouge, le resvératrol est celui qui suscite actuellement le plus d'intérêt comme molécule responsable des propriétés bénéfiques associées à la consommation modérée de vin rouge. Bien que cette molécule soit quantitativement parlant une composante relativement mineure du vin (1-7 mg/litre comparativement à 200 mg/litre pour les proanthocyanidines par exemple), le resvératrol est exclusivement présent dans cette boisson et pourrait donc constituer une explication plausible aux effets bénéfiques associés au vin.

Cet intérêt porté au resvératrol ne signifie pas pour autant que les nombreux autres polyphénols présents en abondance dans le vin rouge (anthocyanidines, proanthocyanidines, acides phénoliques) n'apportent aucune contribution aux propriétés du vin, loin de là, comme nous l'avons vu au Chapitre 11. Cependant, les résultats obtenus sur le potentiel anticancéreux du resvératrol sont tellement spectaculaires que cette molécule a reçu au cours des dernières années une attention particulière.

LE RESVÉRATROL

Le resvératrol est une hormone végétale isolée pour la première fois en 1940 des racines de *Veratrum grandiflorum* (resvératrol veut littéralement dire « la chose du vératre », du latin *res* « la chose » et veratrum « vératre »), et ce n'est qu'en 1976 que sa présence dans les vignes a été décrite. La production de resvératrol par les vignes fait partie des mécanismes de défense de la plante contre le stress environnemental (l'effeuillage par exemple) ou contre une attaque par un micro-organisme, comme le champignon microscopique *Botrytis cinerea*, responsable de la pourriture grise (noble) du raisin. En général, les cépages situés dans les régions au climat plus tempéré et pluvieux sont plus susceptibles d'être attaqués par les micro-organismes et ont en conséquence des quantités de resvératrol plus élevées que ceux des climats moins hostiles. Par exemple, un pinot noir de Bourgogne ou de la vallée du Niagara possède des concentrations élevées de resvératrol (10 mg/l et plus), car la peau très mince des raisins de ce cépage ainsi que leur disposition très compacte au sein des grappes les rendent particulièrement sensibles à une attaque des champignons microscopiques dans ces régions humides. Le resvératrol produit par la plante en réaction à cette attaque des micro-organismes est surtout présent dans la peau et les pépins des fruits, ce qui explique sa présence dans le vin rouge et sa quasi-absence dans le vin blanc.

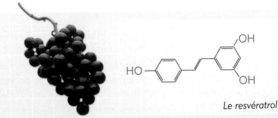

Le resvératrol

Comme nous l'avons mentionné plus haut, les sources alimentaires permettant un apport significatif de resvératrol sont relativement peu nombreuses, la meilleure source étant incontestablement le vin rouge avec une concentration pouvant atteindre 1 mg par verre de vin (125 ml), selon les cépages et l'origine du vin, bien entendu (Tableau 18).

Cette forte quantité de resvératrol dans le vin rouge s'explique non seulement par la fermentation prolongée du moût qui permet l'extraction de la molécule de la peau et des pépins des raisins, mais également par le fait que l'absence d'oxygène dans la bouteille prévient l'oxydation de la molécule. C'est d'ailleurs pour cette raison que les raisins secs, pourtant très riches en polyphénols, ne contiennent aucun resvératrol, dégradé par l'exposition à l'atmosphère et aux rayons du soleil.

Le resvératrol est évidemment également présent en grande quantité dans les raisins sur pied, mais, malheureusement, sa présence dans la peau et les pépins de ces fruits rend son assimilation par l'organisme peu efficace. Les arachides peuvent représenter à première vue une source correcte de la molécule, mais leur teneur élevée en lipides saturés fait en sorte que la quantité requise pour atteindre un niveau important de resvératrol risque de faire plus de tort que de bien. Le jus de raisin contient également du resvératrol, tout comme le jus de canneberge, mais environ dix fois moins que le vin rouge. Cette différence est attribuable au long processus de macération des peaux de raisin lors de la fermentation en vin, qui permet d'extraire une forte quantité de resvératrol des peaux. Le

Teneur en resvératrol de divers aliments et boissons

Tableau 18

Aliments	Resvératrol (μg/100 g)	Boissons	Resvératrol (μg/125 mL)
Raisins	1 500	Vin rouge	625*
Arachides	150	Vin blanc	38
Beurre d'arachides	50	Jus de raisin	65
Bleuets	3	Jus de canneberge	65
Raisins secs	0,01		

* La concentration de resvératrol dans le vin rouge varie énormément d'un cépage et d'une région à l'autre, avec un éventail de concentrations comprises entre 1 et 13 mg/l. Un vin d'une concentration de 5 mg/l, typique des bourgognes et bordeaux, est utilisé ici comme référence. Pour le vin blanc, des valeurs oscillant entre 0,1 et 0,6 mg/l sont généralement observées et nous avons choisi une concentration moyenne de 0,3 mg/l comme exemple.

resvératrol s'extrait également beaucoup mieux avec des solutions contenant de l'alcool, ce qui contribue à augmenter sa concentration dans le vin rouge. Néanmoins, le pressage à chaud des raisins lors de la fabrication du jus de raisin permet d'extraire une quantité non négligeable de resvératrol et ces jus peuvent donc constituer une source intéressante de cette molécule, surtout pour les enfants qui, à cause de leur plus petit volume sanguin, ont besoin d'un apport moins important pour atteindre des concentrations sanguines significatives de resvératrol, mais aussi pour les femmes enceintes et toutes les personnes qui ne veulent ou ne peuvent consommer d'alcool.

Il est également important de noter que malgré l'absence relative de resvératrol dans le jus de raisin, cette boisson peut néanmoins être très bénéfique pour la santé. Le jus de raisin possède des taux très élevés d'anthocyanidines,

Il faut cependant
garder à l'esprit
que les pays
où la consommation
de vin a été associée
à un taux plus faible
de mortalité,
les pays
méditerranéens
en particulier,
sont caractérisés
par un régime
alimentaire riche
en fruits et légumes,
en légumineuses
et en noix,
qui utilise
l'huile d'olive
comme source
majeure de lipides
et où l'apport
en viande est modéré.

d'acides phénoliques et autres polyphénols qui, comme nous l'avons vu, présentent un grand nombre de propriétés chimiopréventives et antioxydantes. Le jus de raisin (ainsi que le vin rouge et blanc) contient également des niveaux importants de picéide, un dérivé du resvératrol contenant du glucose dans sa structure, et il est fort possible que la dégradation de ce glucose par des enzymes de la flore intestinale permette la libération de grandes quantités de resvératrol. Donc, même si les fonctions biologiques du jus de raisin demeurent encore incomprises, il est probable que cette boisson soit bénéfique.

Bien qu'il ne soit toujours pas clairement établi que le resvératrol est responsable à lui seul des effets bénéfiques du vin rouge sur la fréquence des maladies cardio-vasculaires, certains indices permettent néanmoins de croire que cette molécule y joue un rôle de premier plan. Le resvératrol a été identifié comme étant le principe actif du *ko-jo-kon*, un remède traditionnel asiatique obtenu par le broyage des racines de la renouée du Japon, appelée également faux bambou (*Polygonum cuspidatum*), qui est utilisée depuis des millénaires en Asie pour traiter les maladies du cœur, du foie et des vaisseaux sanguins (le resvératrol actuellement vendu en Occident sous forme de suppléments est d'ailleurs souvent un extrait de ces racines). La médecine chinoise utilise également les racines de certaines variétés de *Veratrum* pour soigner l'hypertension. En Inde, la tradition ayurvédique utilise elle aussi depuis des millénaires un remède fait principalement d'extraits de vigne, le *Darakchasava*, pour augmenter la vigueur cardiaque. Compte tenu de l'omniprésence du vin dans la culture européenne et méditerranéenne, il est plutôt ironique que les premiers indices du rôle bénéfique du resvératrol sur ces maladies nous viennent encore une fois d'Orient. Il est cependant extrêmement intéressant de constater que des cultures dans lesquelles le vin est pratiquement absent ont tout de même réussi à identifier des préparations riches en resvératrol pour traiter les désordres du cœur et de la circulation. À notre avis, cet exemple illustre de façon admirable le concept que nous exposions plus haut, à savoir qu'il ne faut pas sous-estimer la curiosité et l'ingéniosité des êtres humains dans leur quête de remèdes pouvant soulager leurs maux, et que l'analyse détaillée des traditions culinaires et médicinales anciennes à l'aide de la science moderne peut mener à l'identification de molécules possédant des effets bénéfiques sur la santé.

LES PROPRIÉTÉS ANTICANCÉREUSES DU RESVÉRATROL

Bien que le potentiel anticancéreux du vin rouge reste à établir plus clairement, il n'y a cependant aucun doute que cette activité anticancéreuse serait en grande partie attribuable à la présence de resvératrol. En fait, de toutes les molécules d'origine naturelle étudiées jusqu'à présent et possédant une activité anticancéreuse, le resvératrol est sans conteste une de celles qui suscitent le plus d'enthousiasme. En 1996, le resvératrol fut identifié comme la première molécule d'origine nutritionnelle à pouvoir interférer avec la progression des tumeurs en ayant la capacité d'inhiber les trois étapes nécessaires au développement des cancers, c'est-à-dire l'initiation, la promotion et la progression (Chapitre 2). Il va sans dire que ces résultats ont grandement stimulé la recherche sur les moyens par lesquels le resvératrol parvient à agir sur tous ces processus et, jusqu'à présent, on doit admettre que les résultats obtenus sont à la hauteur des attentes, puisque le resvératrol possède effectivement la capacité de perturber plusieurs processus essentiels au développement et à la progression des tumeurs. Tout comme la curcumine, dont nous avons déjà parlé (Chapitre 9), le resvératrol est véritablement une molécule anticancéreuse très puissante dont le mode d'action se compare avantageusement à celui utilisé par plusieurs médicaments d'origine synthétique pour limiter la croissance des cellules cancéreuses.

Les études réalisées jusqu'à présent indiquent que le resvératrol est absorbé très rapidement par l'organisme, ce qui signifie que la molécule est présente dans la circulation sanguine et peut ainsi agir sur les cellules. Il est également intéressant de noter que dans les modèles de cancers animaux induits par des composés chimiques, le resvératrol est très efficace pour prévenir le développement des cancers du sein, du côlon et de l'œsophage. Dans certaines de ces études, le resvératrol est administré à faibles doses par voie orale et sa concentration dans le sang oscille entre 0,1 et 2 micromoles par litre, une quantité susceptible d'être atteinte par la consommation modérée de vin rouge. Au cours de son absorption, le resvératrol subit de nombreuses modifications dans sa structure, mais il est probable que ces changements n'altèrent en rien ses propriétés anticancéreuses, puisqu'une de ces molécules produites par la modification de lu structure du resvératrol, le piceatannol, semble même plus apte à induire la mort de cellules cancéreuses, telles les cellules de la leucémie et du mélanome, et ce, à des concentrations facilement atteignables dans le sang par l'absorption de vin rouge. On peut donc être optimiste quant à l'efficacité du resvératrol absorbé par voie alimentaire.

Chez l'homme, les études sur le potentiel anticancéreux du vin en sont encore à leurs balbutiements, mais les observations effectuées jusqu'à présent sont encourageantes. Comme nous l'avons mentionné, le vin rouge possède un effet bénéfique sur la diminution de mortalité largement supérieur à ceux des autres types d'alcool et, selon nous, ce bénéfice est lié à son effet protecteur face au cancer, qui n'est pas observé lors de la consommation d'autres types d'alcool. Au contraire, un certain nombre de données suggèrent que la bière et les spiritueux puissent augmenter considérablement les risques de plusieurs cancers, même à des doses modérées. Par exemple, une étude danoise indique que plus de sept consommations de bière par semaine fait tripler le risque d'être touché par un cancer de la bouche ou de l'œsophage alors que, complètement à l'opposé, le vin réduit de moitié le risque de développer ces cancers. Pour le cancer de la prostate, une étude récente indique qu'un verre de vin par jour provoque une réduction de 40 % du risque de cancer, alors que la consommation d'une quantité similaire de bière n'a pas d'impact positif et pourrait même augmenter légèrement le risque de développer cette maladie.

En résumé, si tous les alcools peuvent à faible dose réduire les risques de maladies cardio-vasculaires, cet effet positif est d'une certaine façon contrecarré par une augmentation du risque de développer un cancer dans le cas des boissons alcoolisées autres que le vin. Jusqu'à présent, la très grande majorité des études sur l'effet de l'alcool sur le développement du cancer ont été réalisées sans distinction quant aux types de boissons alcoolisées consommées, ce qui pourrait expliquer pourquoi ces études arrivent généralement à la conclusion que l'alcool est un facteur déclencheur de cancer. Les études où l'effet du vin a été examiné de façon séparée des autres types d'alcools indiquent non seulement que le vin ne provoque pas le cancer, mais qu'au contraire il peut réduire la fréquence de plusieurs de ces cancers. Même si des études supplémentaires sont certainement requises pour confirmer ce potentiel anticancéreux associé au vin, les données actuellement disponibles de même que l'effet bénéfique du vin sur la longévité, comme on le verra par la suite, indiquent clairement un rôle important de cette boisson dans le maintien d'une bonne santé. Il est donc clair que dans le cadre d'une stratégie d'alimentation destinée à prévenir le cancer, seule la consommation modérée de vin rouge doit être considérée, car cet alcool, en plus de réduire le risque de maladies cardio-vasculaires, est le seul à avoir un impact positif sur la réduction du risque de cancer.

LONGUE VIE AU RESVÉRATROL !

Un des domaines de recherche sur le resvératrol qui suscitent actuellement le plus d'enthousiasme concerne la capacité de cette molécule d'augmenter la longévité. Il est depuis longtemps connu que la réduction de l'apport en calories constitue le meilleur moyen d'augmenter la longévité des organismes vivants. Par exemple, des rats de laboratoire « à la diète » ont une longévité de 30 % supérieure à celle de leurs congénères se nourrissant à volonté. Cet effet serait lié à l'activation d'une famille de protéines appelées *sirtuines* qui augmenteraient la vie des cellules en leur donnant le temps nécessaire pour réparer des dommages occasionnés à l'ADN au cours du vieillissement. Plus intéressant encore du point de vue nutritionnel, les résultats des dernières années indiquent que certaines molécules d'origine alimentaire, dont la quercétine et surtout le resvératrol, sont des activateurs très puissants de ces protéines et que cette activation pourrait accroître la longévité des cellules. Par exemple, l'ajout de resvératrol dans le milieu de croissance d'organismes simples contenant une seule cellule, comme la levure, permet une augmentation de la durée de vie de ces cellules de 80 %. Alors qu'habituellement les levures vivent le temps de 19 générations, l'ajout de resvératrol permet d'augmenter cette espérance de vie jusqu'à 38 générations ! Même tendance pour des organismes plus « complexes » comme les vers ou encore les mouches à fruits : le resvératrol ajouté au « régime alimentaire » de ces organismes provoque une augmentation de la durée de vie de 15 % pour les vers et de 29 %

pour les mouches. Le resvératrol aurait donc le pouvoir d'activer les mécanismes de réparation de la cellule et ainsi d'accroître la longévité des organismes en mimant, d'une certaine façon, l'effet de la restriction calorique.

Est-ce que la baisse de mortalité observée dans les populations consommant modérément du vin rouge pourrait être liée à une augmentation de la durée de vie des cellules par le resvératrol ? Nul ne saurait encore le dire. Une chose est cependant certaine : avec ses effets bénéfiques sur le système cardio-vasculaire, sa protection contre le développement du cancer ainsi que sa capacité à augmenter la vie des cellules, le resvératrol est probablement l'une des molécules d'origine nutritionnelle ayant le plus d'impact bénéfique sur la santé de l'homme.

En intégrant le vin rouge dans la liste des aliments pouvant contribuer à la prévention du cancer, notre intention n'est pas de banaliser toute forme de consommation d'alcool, au contraire. Un excès de consommation d'alcool, qu'il soit ou non sous forme de vin rouge, est néfaste tant pour les risques de maladies coronariennes que pour le développement du cancer, sans compter qu'il entraîne une foule de problèmes sociaux graves, allant des accidents routiers aux abus de violence.

Cependant, de nombreuses données scientifiques appuient la diversité des bienfaits associés à la consommation modérée de vin rouge. Bien que le resvératrol ne soit sans doute pas le seul responsable de tous les aspects cardio-vasculaires positifs associés au vin rouge, il fait cependant peu de doute que cette molécule soit le principal artisan des propriétés anticancéreuses du vin suggérées jusqu'à présent. C'est dans cette optique que nous recommandons la consommation de vin rouge, car il s'agit véritablement de la meilleure source de resvératrol actuellement disponible. Il faut garder à l'esprit que la grande majorité des gens qui consomment des boissons alcoolisées le font avec modération et, en conséquence, peuvent en tirer des bénéfices considérables pour la prévention des maladies chroniques comme le cancer et les maladies cardio-vasculaires. Sans compter que la consommation de vin rouge est souvent associée à une nourriture de meilleure qualité, généralement partagée dans un climat de détente qui réduit le stress, omniprésent dans nos vies. Il faut cependant garder à l'esprit que les pays où la consommation de vin a été associée à un taux plus faible de mortalité, les pays méditerranéens en particulier, sont caractérisés par un régime alimentaire riche en fruits et légumes, en légumineuses et en noix, qui utilise l'huile d'olive comme source majeure de matières grasses et où l'apport en viande est modéré. Il est donc possible, et même extrêmement probable, que les effets bénéfiques associés au vin rouge soient maximaux lorsque la consommation modérée de vin fait partie d'un tel régime alimentaire. Autrement dit, boire du vin rouge, même modérément, ne garantit pas un effet protecteur contre le cancer si cette consommation ne fait pas partie d'une stratégie globale de prévention basée sur un apport important d'autres aliments protecteurs, comme les fruits et les légumes, associé à une faible proportion de mauvais aliments contenant de fortes quantités de gras saturés et d'aliments sucrés à faible densité nutritive. Dans le cadre d'un régime alimentaire de ce type, un ou deux verres de vin de 125 ml pour les hommes et un verre pour les femmes par jour correspondent à la quantité de vin la plus susceptible de prévenir l'apparition du cancer et des maladies coronariennes.

EN RÉSUMÉ

- Le vin rouge n'est pas une boisson alcoolisée comme les autres car il contient une multitude de composés phytochimiques aux effets bénéfiques pour la santé.

- Le resvératrol présent dans le vin rouge possède une puissante action anticancéreuse qui serait responsable des effets bénéfiques du vin sur la prévention du développement de certains cancers.

- La consommation modérée de vin rouge est une façon simple et agréable de prévenir le développement du cancer.

> 66 *Neuf personnes sur dix aiment le chocolat, la dixième ment.* 99
>
> John G. Tullius (195

> 66 *Aimez le chocolat à fond, sans complex ni fausse honte, car rappelez-vous : « Sans un grain de folie, il n'est point d'homme raisonnable. »* 99
>
> François de La Rochefoucauld (1613-168

CHAPITRE 16

Le chocolat :
une obsession bénéfique

Probablement originaire des bassins de l'Amazone et de l'Orénoque, le cacaoyer aurait été domestiqué pour la première fois par les Mayas, qui le cultivaient il y a au moins 3 000 ans dans la région du Yukatan, au Mexique. Les Mayas, de même que leurs successeurs, les Toltèques et surtout les Aztèques, attachaient une grande importance aux fèves de cet arbre, qu'ils utilisaient autant comme monnaie d'échange que pour fabriquer une boisson amère et épicée, le *xocoatl*. Pour les Aztèques, le *cacahuaquahuilt* (le cacaoyer) était un don de Quetzalcóatl, un dieu représenté sous forme de serpent à plumes et qui, selon la légende, devait revenir un jour parmi eux pour rapporter aux hommes tous les trésors du paradis et récupérer son royaume. Quand le conquistador Hernan Cortés (1485-1547) accosta en avril 1519 sur la côte du Mexique dans l'actuelle région de Tabasco, l'empereur aztèque de l'époque, Montezuma II, fut convaincu d'avoir devant lui le descendant de Quetzalcóatl et l'accueillit comme un dieu en lui offrant or, plantations ainsi que... du chocolat dans un gobelet d'or incrusté. Cortés fut cependant beaucoup plus attiré par les richesses de la civilisation aztèque que par le chocolat et tira profit de la situation pour s'installer, prenant l'empereur en otage et manœuvrant habilement pour parvenir en août 1521 à conquérir Tenochtitlán (Mexico), la capitale de l'empire. C'était la fin de la civilisation aztèque… et les débuts de l'invasion du monde par le chocolat, car dès 1582, les premières cargaisons de cacao arrivèrent en Espagne pour ensuite se répandre progressivement dans toute l'Europe.

Le *xocoatl* consommé à cette époque par les peuples d'Amérique centrale était fort différent du chocolat que l'on connaît aujourd'hui. On grillait et broyait les fèves pour extraire la pâte de cacao, à laquelle on ajoutait de l'eau et diverses épices et aromates, notamment du poivre, du piment et de la cannelle. Puis on chauffait la pâte pour faire remonter le beurre de cacao à la surface et on battait ensuite le tout pour obtenir une boisson mousseuse et épaisse consommée froide (d'ailleurs, le mot même de chocolat est une allusion au bruit que fait le fouet pour dissoudre et faire mousser le chocolat, xoco [bruit] et *atl* [eau]). Les Européens ont adopté ce procédé mais ont rapidement remplacé les épices par du sucre pour réduire l'amertume de ce rafraîchissement. Le chocolat venait ainsi d'acquérir le goût divin qui le fit se répandre rapidement à l'ensemble de l'Europe ; une boisson unique par son pouvoir d'attraction et sa capacité à susciter la gourmandise et les passions. Quand le botaniste Linné proposa en 1753 de baptiser le cacaoyer *Theobroma cacao*, qui veut littéralement dire «nourriture des dieux», il n'y eut aucune objection !

LES COMPOSÉS PHYTOCHIMIQUES DU CHOCOLAT

Les fèves de cacao sont composées de 50 à 57 % de matières grasses et ces lipides sont en majorité saturés, avec 35 % d'acide stéarique et 25 % d'acide palmitique. Cependant, une bonne proportion des lipides provient de l'acide oléique (35 %), un acide gras mono-insaturé retrouvé principalement dans l'huile d'olive et qui est reconnu pour avoir des effets positifs sur le système cardio-vasculaire. De plus, son lipide principal, l'acide stéarique, est peu absorbé par le corps et est même en partie (environ 15 %) transformé en acide oléique au niveau du foie. Le chocolat noir est donc un aliment qu'on pourrait qualifier de neutre en ce qui concerne l'impact sur le cholestérol sanguin.

La situation est cependant différente pour le chocolat au lait, où une partie plus ou moins importante du contenu en lipides provient des matières grasses du lait ainsi que d'autres sources végétales, utilisées sous forme d'ingrédients de substitution. En dépit de sa teneur élevée en sucre, le chocolat noir possède cependant un indice glycémique relativement peu élevé, moitié moindre que celui du pain blanc et semblable à celui du jus d'orange. Malgré tout, la teneur élevée du chocolat en lipides et en sucre en fait un aliment calorique qu'il faut consommer avec modération.

L'intérêt porté aux effets bénéfiques du chocolat ne provient évidemment pas de sa teneur en lipides et en sucre mais plutôt de son abondance en polyphénols. En effet, un seul carré de chocolat noir contient deux fois plus de polyphénols qu'un

La fabrication du chocolat

Après une courte étape de fermentation, les fèves sont séchées et torréfiées à température élevée afin que se développent leur saveur et leur arôme. On brise ensuite les fèves en morceaux pour les débarrasser de leur coque puis on les moud jusqu'à l'obtention d'un liquide épais qui se solidifie à température ambiante, la pâte de cacao. Cette pâte peut être utilisée telle quelle pour la fabrication de chocolat ou on peut la presser pour extraire une bonne partie de son contenu en graisses, le beurre de cacao. La poudre de cacao est quant à elle obtenue par pulvérisation de la pâte ainsi dégraissée. Le chocolat noir est fabriqué à partir d'un mélange de pâte de cacao auquel on ajoute du sucre et du beurre de cacao. La quantité de pâte utilisée oscille généralement entre 35 et 70 % du contenu du produit final ; au-delà de cette quantité, le chocolat, généralement trop amer, est surtout utilisé pour la cuisine. La même technique est utilisée pour le chocolat au lait, sauf que des matières solides du lait y sont incluses, réduisant du même coup la quantité de cacao, généralement aux environs de 20-40 %. Ces chocolats fins n'ont que peu de choses en commun avec les produits consommés à grande échelle en Amérique, qui sont d'abord et avant tout des friandises à base de chocolat. Celles-ci contiennent très peu de cacao (tellement peu que les législations ne permettent même pas de leur attribuer le nom de chocolat) et le beurre de cacao y est remplacé par différents ingrédients de substitution, notamment des matières grasses saturées. Cela explique pourquoi ces produits contiennent plus de sucre et de lipides que le chocolat noir et constituent des sources importantes de cholestérol...

verre de vin rouge et autant qu'une tasse de thé vert longuement infusée (Tableau 19). Les principaux polyphénols rencontrés dans le cacao sont les mêmes que ceux présents en grandes quantités dans le thé vert (les catéchines) ; les polymères formés de ces molécules, les proanthocyanidines (voir p. 210), peuvent constituer entre 12 et 48 % du poids de la fève de cacao. Puisque ces proanthocyanidines sont reconnues comme de puissants antioxydants (Chapitre 11), il n'est pas étonnant que le cacao possède des propriétés similaires. Effectivement, les mesures réalisées jusqu'à maintenant indiquent que le chocolat, en particulier le chocolat noir, possède une activité antioxydante hors du commun : une tasse de chocolat chaud génère une activité antioxydante environ cinq fois plus grande qu'une tasse de thé noir, trois fois plus grande qu'une tasse de thé vert et deux fois plus grande qu'un verre de vin rouge. C'est donc cette teneur élevée en polyphénols qui est suggérée comme étant principalement à l'origine de l'impact positif du chocolat sur la santé.

LES EFFETS BÉNÉFIQUES DU CHOCOLAT

Au départ, le chocolat était surtout réputé pour atténuer les effets de la fatigue. L'empereur aztèque Montezuma, par exemple, pouvait boire jusqu'à 50 gobelets de cacao par jour, une quantité qui peut sembler énorme mais qui lui était probablement essentielle pour le soutenir dans l'exercice de ses tâches (il avait un harem de 600 concubines…). Cette histoire est d'ailleurs à l'origine des croyances sur les vertus aphrodisiaques du chocolat, vertus qui demeurent cependant toujours non prouvées !

Tout au long de l'histoire, le chocolat a été considéré non seulement comme un aliment plaisant au goût, mais également comme un remède pour divers désordres, notamment l'angine et les troubles de la circulation. Cette association positive entre le chocolat et la santé a même perduré jusqu'à la fin du XIXᵉ siècle, et ce n'est finalement qu'avec l'industrialisation de la production de chocolat et la création de produits sucrés contenant très peu de cacao (et donc de polyphénols) que le chocolat a commencé à être perçu comme un produit néfaste pour la santé.

Jusqu'à présent, on a surtout étudié l'impact potentiel du chocolat sur les maladies cardio-vasculaires, à partir d'observations réalisées sur des populations consommant de grandes quantités de cacao. Par exemple, les Indiens Kuna des îles San Blass, un archipel au large de Panama, sont de grands consommateurs de cacao, qu'ils préparent sous forme de boisson selon une méthode analogue à celle des civilisations anciennes. Ces personnes boivent environ cinq tasses de cacao par jour (et même beaucoup plus dans certains cas) et utilisent également le cacao comme ingrédient dans de nombreux plats. L'intérêt manifesté aux membres de cette population vient du fait que malgré une alimentation très riche en sel, un facteur bien connu pour augmenter la tension artérielle, ils ont au contraire des pressions sanguines anormalement basses. Or cette caractéristique n'est pas d'origine génétique, puisque les individus venant de la même tribu mais ayant quitté l'île pour aller vivre sur le continent voient leur tension augmenter.

Cet effet bénéfique du cacao sur le système cardio-vasculaire est vraisemblablement lié à son caractère antioxydant. En effet, l'ingestion de quantités modérées de cacao augmente rapidement la capacité antioxydante du sang, diminuant ainsi l'oxydation des protéines res-

Riches en polyphénols !	*Tableau 19*
Source	Polyphénols (mg)*
Chocolat noir (50 g)	300
Thé vert	250
Cacao (2 cuil. à café)	200
Vin rouge (125 ml)	150
Chocolat au lait (50 g)	100

* La teneur en polyphénols peut varier significativement selon la provenance et le mode de fabrication.

ponsables de la formation de plaques athéromateuses. Il faut cependant noter que cet effet disparaît lorsque le chocolat est ingéré avec du lait, en raison d'une différence dans l'absorption des polyphénols. Un autre effet du chocolat qui contribue certainement à ses propriétés bénéfiques sur le système cardio-vasculaire est de réduire certaines fonctions néfastes des plaquettes sanguines, réduisant du même coup les risques de formation de caillots.

La teneur en composés phytochimiques du cacao est similaire à celle d'autres aliments soupçonnés de posséder la capacité de prévenir le développement du cancer et elle permet d'envisager que le cacao pourrait également posséder des propriétés anticancéreuses. D'ailleurs, même si les études sur la faculté des polyphénols du chocolat à prévenir le cancer en sont encore à leurs débuts, les résultats sont encourageants. Ainsi, il a été observé que les proanthocyanidines de la pâte de cacao étaient capables de retarder le développement de certains cancers provoqués chez les animaux de laboratoire, notamment celui du poumon. L'absorption de polyphénols du cacao causerait une baisse marquée d'un récepteur essentiel (EGFR) à la croissance des cellules cancéreuses et à l'angiogenèse. Donc, tout comme les proanthocyanidines des canneberges présentées dans le Chapitre 11, les proanthocyanidines du cacao pourraient contribuer à la prévention du cancer en agissant sur de multiples événements impliqués dans la progression de cette maladie. Même si d'autres études sont nécessaires pour établir avec plus de certitude le potentiel anticancéreux du chocolat, il n'en demeure pas moins que les résultats obtenus jusqu'à présent sont très positifs et ne justifient certainement pas la mauvaise réputation qu'a acquise le chocolat au cours des dernières années.

La consommation quotidienne de 20 g de chocolat noir contenant 70 % de pâte de cacao peut apporter une ration très intéressante de polyphénols à l'organisme et, par conséquent, procurer des bénéfices au niveau de la prévention des maladies cardio-vasculaires et du cancer. Cet effet préventif sera d'autant plus accentué si le chocolat noir permet de réduire l'apport en sucreries et autres confiseries qui ne possèdent aucun composé anticancéreux, augmentent le cholestérol sanguin et favorisent l'excès de poids. En d'autres termes, si on admet que la consommation de sucre fait désormais partie intégrante de nos habitudes alimentaires, en raison du sentiment de bien-être qu'elle apporte, la modification de ces habitudes de façon à substituer le chocolat noir aux aliments sucrés couramment consommés peut avoir un impact significatif sur la prévention des maladies chroniques comme le cancer. Qui a dit que manger sainement était désagréable ?

EN RÉSUMÉ

- Le chocolat noir, contenant
  70 % de pâte de cacao,
  apporte des quantités importantes
  de polyphénols susceptibles
  de provoquer des effets bénéfiques
  sur les maladies chroniques comme
  le cancer et les maladies touchant
  le système cardio-vasculaire.

- La consommation quotidienne
  de 20 grammes de chocolat
  à 70 % de cacao peut donc avoir
  des effets positifs sur la santé,
  tout en réduisant celle de friandises
  bourrées de sucre et de matières
  grasses et complètement
  dépourvues de composés
  bénéfiques.

Troisième partie

LA NUTRATHÉRAPIE
AU QUOTIDIEN

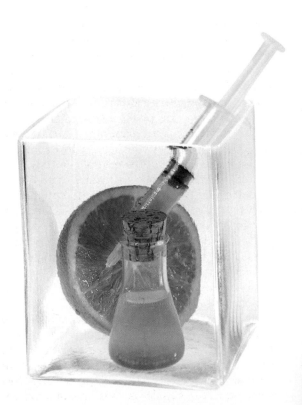

CHAPITRE 17

Les suppléments, des problèmes supplémentaires ?

Pour certaines personnes qui auront pris connaissance du rôle essentiel des composés phytochimiques dans la prévention du cancer, le premier réflexe ne sera pas de modifier leurs habitudes alimentaires pour y inclure les aliments qui constituent des bonnes sources de ces molécules, mais plutôt de chercher à savoir si ces molécules sont disponibles sous forme de suppléments alimentaires. Nous avons développé en Occident un véritable culte de ces suppléments, à tel point que bien des gens préfèrent prendre des comprimés de vitamine C plutôt que de manger des oranges. Cette situation est totalement absurde quand on pense que nous vivons à une époque d'abondance sans précédent, où il est possible de s'approvisionner très facilement en fruits et légumes frais pendant toute l'année, et ce, à des coûts extrêmement raisonnables. Pourtant, partout en Occident la consommation de fruits et légumes demeure encore très faible, alors qu'à l'opposé les ventes de suppléments vitaminiques demeurent en hausse constante et atteignaient même plus de 12 milliards de dollars en 2001, aux États-Unis seulement. Ces suppléments semblent donc devenir une composante à part entière du régime alimentaire moderne, malheureusement au détriment des fruits et légumes.

Il s'agit d'une situation regrettable, car il est maintenant clairement établi que plusieurs bénéfices attribués à la consommation de fruits et légumes ne peuvent s'expliquer seulement par leur teneur en vitamines. Dans le cas de la prévention du cancer, sujet qui nous occupe, les vitamines ne jouent qu'un rôle très mineur, beaucoup moins important que les composés phytochimiques.

Évidemment, l'industrie réagit à cette nouvelle tendance en isolant les principaux composés phytochimiques actifs et en les commercialisant sous forme de suppléments. Il existe déjà un nombre inconcevable de produits contenant certaines des molécules présentées dans cet ouvrage : acide ellagique, curcumine, anthocyanidines, proanthocyanidines, isoflavones, I3C, sulforaphane peuvent tous être facilement achetés via Internet par exemple, où ils sont vendus sur la base de leur potentiel à réduire le cancer.

Tenter de résumer les propriétés bénéfiques des fruits et légumes en termes d'un seul composé phytochimique est non seulement réductionniste mais également totalement illogique. On ne peut réduire un brocoli à sa seule teneur en sulforaphane, pas plus qu'on ne peut considérer que les bienfaits des framboises sont seulement liés à la présence d'acide ellagique. Les végétaux ont élaboré au moins 20 000 de ces molécules phytochimiques pour se défendre et demeurer en bonne santé et il est certain qu'elles ont toutes un rôle important à jouer dans le maintien de l'équilibre des cellules de la plante. Un simple repas, surtout si vous décidez d'adopter les aliments dont nous avons parlé, peut contenir plusieurs milliers de composés phytochimiques, et il est certainement illusoire de remplacer des sources alimentaires aussi fondamentales que les fruits et légumes par des molécules en comprimés.

Au-delà de ces considérations plus philosophiques, il existe plusieurs bonnes raisons pratiques (sans parler des raisons économiques) pour éviter ces comprimés synthétiques, surtout en ce qui concerne les suppléments de composés phytochimiques.

1. Efficacité

L'utilisation de suppléments est généralement basée sur l'idée que si une molécule est bénéfique pour la santé, une dose plus élevée de cette molécule procurera encore plus de bienfaits. C'est complètement faux ! Dans plusieurs cas, et c'est notamment vrai pour le soja, c'est exactement le contraire qui se produit : le composé actif de l'aliment est moins bénéfique, et peut même être néfaste, lorsqu'il est administré de façon isolée, hors du contexte de l'aliment entier.

2. Diversité

La présence de nombreux composés phytochimiques dans les aliments signifie que la consommation de l'aliment entier permet d'augmenter son efficacité anticancéreuse en ciblant des processus distincts impliqués dans le développement du cancer, une chose impossible par la prise d'un supplément contenant une seule molécule (Figure 33). Par exemple, les crucifères renferment des molécules qui augmentent la détoxification des substances cancérigènes, mais

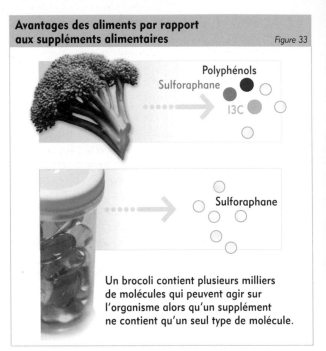

Avantages des aliments par rapport aux suppléments alimentaires

Figure 33

Polyphénols

Sulforaphane

I3C

Sulforaphane

Un brocoli contient plusieurs milliers de molécules qui peuvent agir sur l'organisme alors qu'un supplément ne contient qu'un seul type de molécule.

ils contiennent aussi plusieurs autres composés phytochimiques, notamment des polyphénols, et il est certainement prématuré de réduire leurs propriétés anticancéreuses à la détoxification.

Non seulement les suppléments ne peuvent remplacer les effets bénéfiques associés à l'ensemble des molécules présentes naturellement dans les aliments, mais en plus, la présence de grandes quantités de ces molécules sous forme de suppléments peut également rendre moins efficace l'absorption d'autres composés bénéfiques. En effet, en surchargeant les systèmes d'absorption au niveau de la paroi intestinale, ces systèmes deviennent moins efficaces à distinguer les différents composés apportés par l'alimentation, ce qui conduit à une moins bonne absorption de ces molécules dans le sang.

Cette baisse d'absorption de certaines molécules associées aux aliments est loin d'être anodine car elle peut entraîner plusieurs modifications dans la capacité des composés anticancéreux d'accomplir efficacement leurs fonctions. En fait, un grand nombre de molécules présentes dans les aliments ont la propriété de pouvoir agir sur le métabolisme de l'organisme, de sorte que leur absorption entraîne d'importantes répercussions sur les quantités de molécules anticancéreuses présentes dans le sang (Figure 34). Par exemple, certaines molécules réduisent le métabolisme des substances

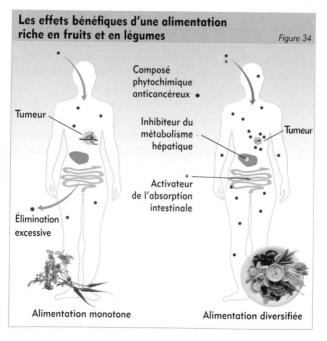

Les effets bénéfiques d'une alimentation riche en fruits et en légumes

Figure 34

Composé phytochimique anticancéreux •

Tumeur

Inhibiteur du métabolisme hépatique

Tumeur

Activateur de l'absorption intestinale

Élimination excessive

Alimentation monotone

Alimentation diversifiée

étrangères par le foie, alors que d'autres agissent plutôt au niveau de l'intestin, en réduisant la dégradation ou encore en augmentant l'absorption des composés phytochimiques. Dans les deux cas le résultat est similaire, c'est-à-dire que la durée de vie des composés anticancéreux dans l'organisme est augmentée et permet par conséquent d'améliorer leur action anticancéreuse.

3. Qualité

Il est également important de savoir que plusieurs suppléments ne contiennent pas les quantités de molécules qui devraient normalement s'y trouver. Sans nécessairement remettre en question la bonne volonté des fabricants, il faut garder à l'esprit que la très grande majorité des composés phytochimiques sont des molécules très réactives et donc forcément instables. Il existe plusieurs exemples de l'impact que peut avoir cette instabilité sur la teneur d'un supplément, un des plus spectaculaires étant celui du resvératrol. Des analyses effectuées par des laboratoires indépendants ont montré que la quantité de resvératrol dans les comprimés étudiés est tellement faible qu'il faudrait en consommer des milliers pour atteindre la quantité de resvératrol présente dans un seul verre de vin, de sorte qu'au prix exigé pour ces suppléments, la dose de resvératrol nécessaire équivaudrait à un verre d'une bouteille de vin coûtant 2 000 $!

Les éléments phytoprotecteurs sont généralement toujours bien protégés de la dégradation, à l'intérieur des compartiments cellulaires des végétaux qui les contiennent. Lors de l'extraction de ces compartiments, ces molécules se trouvent exposées à l'air et aux enzymes de dégradation, ce qui entraîne leur destruction, par oxydation ou dégradation enzymatique. Il est donc nécessaire de consommer ces molécules sous des formes le plus près possible du végétal d'origine et d'éviter les préparations toutes faites où le légume ou le fruit a été transformé. Par exemple, si vous voulez employer les graines de lin comme source d'acides gras oméga-3, n'utilisez pas de graines déjà moulues mais achetez plutôt les graines entières que vous pourrez moudre à la maison et ainsi vous préserverez l'intégrité des lipides essentiels présents. Pour les mêmes raisons, évitez d'utiliser l'huile de lin, même s'il s'agit d'une source importante de ces lipides : la grande sensibilité des oméga-3 polyinsaturés à l'oxygène de l'air provoque une dégradation rapide qui vous empêchera de tirer profit des bienfaits de ces molécules.

En résumé, si l'alimentation d'une personne comporte des carences en vitamines, minéraux et composés anticancéreux parce qu'elle ne consomme pas suffisamment de fruits et légumes, la solution à ce problème ne passe pas par la prise de suppléments, mais plutôt par une modification en profondeur des habitudes alimentaires. Il n'y a pas et il n'y aura jamais de comprimés miracles pouvant réparer complètement les dégâts causés par une alimentation de mauvaise qualité : on ne peut pas manger n'importe quoi et s'en tirer avec une pilule !

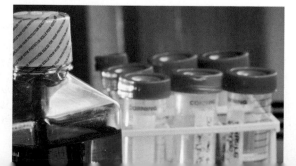

> « La destinée des nations dépend
> de la manière dont elles se nourrissent. »
>
> Jean-Anthelme Brillat-Savarin,
> *La Physiologie du goût* (1825)

CHAPITRE 18

Au menu :
combattre le cancer !

Nous aimerions conclure en vous suggérant quelques modifications au mode de vie en vogue dans nos sociétés qui peuvent véritablement diminuer vos risques d'être touchés par le cancer. Nous l'avons vu, la principale caractéristique du régime alimentaire occidental est son côté extrémiste, autant dans ses excès que dans ses lacunes : trop de sucre, trop de matières grasses et trop de viandes rouges d'un côté ; pas assez de fruits, de légumes et de fibres alimentaires de l'autre. Rétablir l'équilibre dans l'apport alimentaire de ces deux extrêmes tout en évitant autant que possible les mauvais aliments (Figure 35) ne peut qu'avoir des conséquences bénéfiques sur la prévention de maladies chroniques comme le cancer. Mais, en plus de l'alimentation, un certain nombre de modifications dans son mode de vie peuvent également avoir un impact énorme sur le risque d'être touché par le cancer.

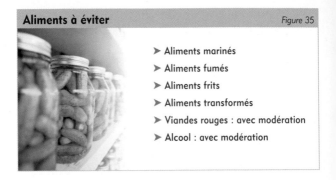

Aliments à éviter *Figure 35*

➤ Aliments marinés
➤ Aliments fumés
➤ Aliments frits
➤ Aliments transformés
➤ Viandes rouges : avec modération
➤ Alcool : avec modération

1. Cesser de fumer

Le tiers des cancers étant directement imputables au tabagisme, il va sans dire que cesser de fumer représente un des changements d'habitude qui peut avoir le plus d'impact sur la prévention du cancer. La liste des méfaits associés au tabac est longue : augmentation de 30 fois du risque d'être touché par un cancer du poumon, augmentation significative du cancer du système aérodigestif (bouche, larynx), du pancréas et de la vessie, hausse fulgurante des risques d'être affecté par des maladies cardiovasculaires mortelles, sans compter les divers effets secondaires désagréables associés à la consommation de tabac comme la perte de l'odorat, du goût, la fatigue chronique, etc.

Heureusement, nos sociétés ont fait des pas de géant dans le contrôle du tabagisme : que ce soit les campagnes d'information intensives sur les dangers du tabac, les interdictions de plus en plus répandues de fumer dans les lieux publics, ou encore les hausses des prix des produits du tabac, tous ces efforts ont eu comme conséquences directes de réduire significativement la proportion de fumeurs dans nos sociétés. Désormais, même les fumeurs les plus aguerris admettent que le tabagisme est nocif pour la santé, et la plupart d'entre eux expriment le désir de modifier leurs habitudes. Ces personnes ne doivent ressentir aucune honte ou gêne si elles éprouvent de la difficulté à cesser de fumer : la nicotine est une des drogues les plus puissantes que l'on puisse trouver dans la nature et crée une dépendance qui est extrêmement difficile à combattre. Cependant, puisque cette drogue dure continue d'être en vente libre, on ne peut réprimer efficacement son utilisation et tous les efforts doivent être consacrés à informer la population de son caractère nocif. Nous ne pouvons qu'encourager les fumeurs qui désirent cesser de fumer à utiliser tous les moyens actuellement à leur disposition pour les aider à mettre un terme à leur dépendance. Cesser de fumer est de loin la décision qui aura le plus d'impact sur la qualité de votre vie.

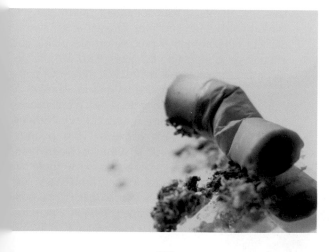

2. Diminuer votre apport en calories

Évitez d'acheter des aliments « industriels » préparés, tant comme collation que comme repas principal. Ces produits contiennent beaucoup trop de sucre, de mauvais gras et de sel et sont en plus appauvris en éléments nutritifs comparativement aux aliments frais. Réapprivoisez votre cuisine : vous parviendrez ainsi à mieux contrôler la quantité et la qualité des ingrédients de votre régime alimentaire. De plus, au lieu de remplacer le beurre par la margarine, utilisez autant que possible l'huile d'olive comme corps gras, non seulement pour profiter de ses lipides bénéfiques mais également parce qu'elle possède, par elle-même, des propriétés anticancéreuses.

Enfin, un moyen simple de réduire votre apport en calories est de considérer les hamburgers, hot-dogs, frites, chips et boissons gazeuses comme des confiseries occasionnelles plutôt que comme des aliments quotidiens. Les êtres humains, comme tous les animaux, sont fortement attirés par les aliments riches en matières grasses et en sucre, car leur consommation procure un réel plaisir qui encourage la répétition du geste. Il est illusoire de réprimer complètement cet instinct, mais vous pouvez néanmoins tourner la situation à votre avantage en ne consommant qu'occasionnellement ces aliments; vous pourrez alors satisfaire pleinement vos envies sans toutefois avoir de problèmes de santé associés à la surcharge calorique… ni mauvaise conscience !

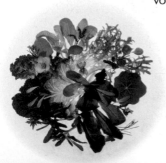

3. Réduire la consommation de viandes rouges

Une forte consommation de viandes rouges (bœuf, agneau et porc) non seulement augmente considérablement les risques de cancer du côlon mais apporte également d'énormes quantités de calories sous forme de matières grasses qui peuvent contribuer à un excès de poids. Variez votre menu en utilisant des viandes plus maigres, comme le poulet ou le poisson (idéalement des poissons riches en lipides oméga-3), et essayez de temps à autre de remplacer votre viande quotidienne par d'autres sources de protéines (les légumineuses, par exemple). Manger ne veut pas nécessairement dire manger de la viande !

Une façon facile de diminuer votre consommation de viande est de reconsidérer la place qu'elle occupe dans les repas quotidiens. La viande n'a pas besoin d'être nécessairement à l'avant-scène d'un plat pour qu'on puisse profiter de son goût : le couscous ou encore les différents plats sautés asiatiques en sont des exemples éclatants... et délicieux.

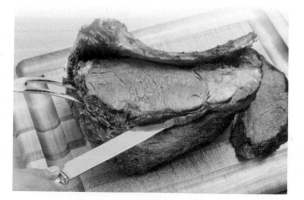

4. Éviter les aliments contenant des produits au potentiel cancérigène

Les viandes fumées et autres aliments contenant des agents de conservation comme les nitrites (bacon, saucisses, saucisson, jambons...) augmentent les risques de certains cancers à cause de la transformation des nitrites en substances très cancérigènes. Limitez autant que possible la consommation de ces aliments ainsi que celle de viandes carbonisées. Lors de la cuisson de la viande à l'aide d'une flamme, la graisse qui s'écoule et s'enflamme produit des éléments toxiques, les hydrocarbures aromatiques, qui adhèrent à la surface de la viande et qui peuvent agir comme cancérigènes. De plus, d'autres éléments cancérigènes, les amines hétérocycliques, sont formés par la cuisson de protéines animales à haute température. Des études récentes suggèrent cependant que faire mariner la viande en présence d'acides, comme le jus de citron, peut réduire la formation de ces toxiques.

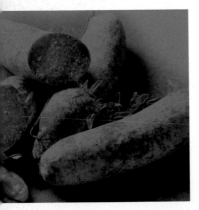

Évitez également les produits utilisant le sel comme agent de conservation : les pays qui consomment beaucoup de ces aliments montrent des incidences élevées de cancer de l'estomac (Portugal, Japon, Chine, Amérique latine), une statistique souvent associée à un fort apport alimentaire en produits salés.

5. Faire de l'exercice

L'exercice n'est pas seulement une bonne habitude pour maintenir sa souplesse et sa forme musculaire : plusieurs résultats ont récemment suggéré une relation entre l'activité physique et une baisse de certains cancers, entre autres ceux du sein et du côlon. Sans compter que l'activité physique régulière réduit l'obésité, un facteur important d'augmentation du risque de cancer. De plus, une étude récente indique que l'activité physique modérée (3 à 5 heures de marche par semaine, par exemple) réduit significativement les risques de mortalité chez des femmes ayant un cancer du sein. Il n'est pas nécessaire d'entreprendre un programme d'entraînement olympique pour profiter des bienfaits de l'exercice : marchez autant que vous le pouvez pendant la journée et profitez même des escaliers de votre lieu de travail au lieu d'emprunter l'ascenseur.

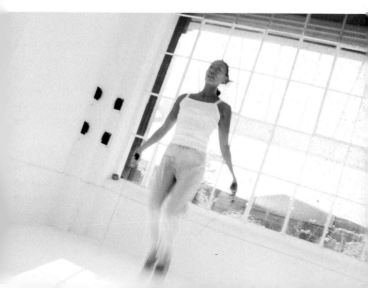

LE RÉGIME OPTIMAL DE PRÉVENTION DU CANCER

Il existe véritablement un lien étroit entre la composition du régime alimentaire et les risques de développer plusieurs types de cancers, et nous devrons mettre à profit cette relation pour modifier nos habitudes de vie et prévenir le cancer à la source, avant qu'il ne devienne un ennemi trop redoutable.

Guide des aliments contre le cancer	*Tableau 20*
	Apport quotidien
Choux de Bruxelles	1/2 tasse
Brocoli, chou-fleur, choux	1/2 tasse
Ail	2 gousses
Oignon, échalote	1/2 tasse
Épinards, cresson	1/2 tasse
Soja (*edamame*)	1/2 tasse
Graines de lin fraîchement moulues	1 c. à table
Tomate (concentré)	1 c. à table
Curcuma	1 c. à thé
Poivre noir	1/2 c. à thé
Bleuets, framboises, mûres	1/2 tasse
Canneberges (séchées)	1/2 tasse
Raisin	1/2 tasse
Chocolat noir à 70 %	20 g
Jus d'agrumes	1/2 tasse
Thé vert	3 fois 250 ml
Vin rouge	1 verre

Il est important de comprendre qu'aucun des aliments présentés dans cet ouvrage n'est en soi un remède miracle contre le cancer. Ce concept même de « remède miracle », si populaire dans nos sociétés, est grandement responsable du désintérêt des gens pour l'impact de leurs habitudes de vie sur le développement de maladies aussi graves que le cancer. Au contraire, il est préférable d'aborder le cancer de manière plus réaliste et d'admettre que dans l'état actuel des connaissances scientifiques et médicales, cette maladie est trop souvent mortelle, et que nous devons tout faire pour combattre son apparition en utilisant les outils mis à notre disposition. Nous devons avoir peur du cancer ; non pas une peur qui paralyse nos énergies ou qui envahit nos pensées, mais plutôt une peur « constructive » qui nous pousse à adopter les comportements les plus susceptibles de contrer la maladie. De la même façon qu'une personne peut contrôler sa peur du feu en installant un détecteur d'incendie dans chaque pièce de sa maison, on peut avoir peur du cancer et réagir en modifiant ses comportements de façon à se préserver autant que possible de la maladie.

Encore une fois, la prévention du cancer passe d'abord et avant tout par une modification du régime alimentaire de façon à y inclure des aliments qui constituent des sources très riches en composés anticancéreux. En se basant sur toutes les données scientifiques actuellement disponibles sur le potentiel anticancéreux des composés d'origine alimentaire, il est possible d'établir ce qu'on pourrait appeler le régime optimal de prévention du cancer, c'est-à-dire un régime alimentaire basé en majeure partie sur un apport quotidien en aliments connus comme étant des sources exceptionnelles de molécules anticancéreuses (Tableau 20).

Ces recommandations s'appuient sur les concepts que nous avons tenté d'exposer tout au long de ce livre.

1. Diversité

La présence de différentes classes de molécules anticancéreuses permet de prévenir le développement du cancer en interférant avec plusieurs processus impliqués dans la progression de cette maladie. Aucun aliment ne contient à lui seul toutes les molécules anticancéreuses pouvant agir sur tous ces processus (Tableau 21), d'où l'importance d'intégrer une grande variété d'aliments dans le régime. Par exemple, un apport en crucifères ainsi qu'en légumes de la famille de l'ail aide l'organisme à éliminer les substances cancérigènes, réduisant du même coup leur capacité à provoquer des mutations dans l'ADN et à favoriser l'apparition de cellules cancéreuses. En parallèle, l'absorption de thé vert, de petits fruits ainsi que de soja prévient la formation de nouveaux vaisseaux sanguins nécessaires à la croissance des microtumeurs et permet de les maintenir dans un état latent. Certaines molécules associées à ces aliments agissent même à plusieurs stades du processus de formation du cancer et maximisent la protection offerte par l'alimentation. Il suffit de penser au resvératrol du raisin, qui agit sur les trois stades du processus de cancérogenèse, ainsi qu'à la génistéine du soja, qui, en plus d'être un phytoestrogène réduisant les effets parfois néfastes des hormones sexuelles, est également un inhi-

Principaux sites d'action des composés anticancéreux de l'alimentation

Tableau 21

Cibles visées par les alicaments	Thé vert	Curcuma	Soja	Crucifères	Ail et oignon	Raisin et petits fruits	Agrumes	Tomates	Oméga-3	Chocolat noir
Réduction du potentiel cancérigène				●	●	●	●			
Inhibition de la croissance des cellules tumorales	●	●	●	●	●	●	●	●	●	●
Induction de la mort des tumeurs		●	●	●	●					
Interférence avec l'angiogenèse	●	●	●						●	
Impact sur le système immunitaire		●					●		●	

biteur puissant de plusieurs protéines impliquées dans la croissance incontrôlée des cellules cancéreuses. Cette diversité de molécules anticancéreuses de l'alimentation est importante, car les cellules cancéreuses possèdent de multiples atouts pour croître et il est certainement illusoire d'envisager de contrôler leur capacité à contourner les obstacles en utilisant des molécules anticancéreuses qui n'interfèrent qu'avec un seul processus. Pour faire une analogie simple, si vous transportez un seau d'eau troué à plusieurs endroits, ce n'est pas en colmatant quelques trous que vous réussirez à éviter la fuite de l'eau mais plutôt en bouchant tous les trous. C'est la même chose pour le cancer : ce n'est

Nutraprévention : fruits et légumes

Augmenter la consommation
Varier la consommation
Favoriser les plats qui se composent de plusieurs variétés
En manger quotidiennement

qu'en l'attaquant sur plusieurs fronts qu'on peut espérer réussir à éviter qu'il ne s'échappe et atteigne sa pleine maturité.

2. Modération et régularité

L'absorption quotidienne de ces molécules phytochimiques anticancéreuses illustre également à merveille le concept de thérapie métronomique, dans laquelle l'administration continue de molécules anticancéreuses parvient à maintenir les cellules précancéreuses en déséquilibre en les empêchant de croître. Ce concept de combat continuel est important : il faut considérer le cancer comme une maladie chronique qui nécessite un traitement constant pour être maintenue à l'état latent. Autrement dit, il ne sert à rien de manger une fois par semaine un repas extravagant contenant des quantités énormes des aliments décrits dans le livre et d'oublier ces recommandations le reste du temps. Cette façon de penser n'apportera rien de vraiment utile à tout effort de prévention du cancer, pas plus que l'injection d'une dose massive d'insuline ne permettra au diabétique de résoudre ses problèmes de glycémie sur une longue période.

On dit souvent que la modération est la base d'une alimentation saine et il en va de même pour tous les efforts concernant la prévention du cancer : prévenir le cancer par l'alimentation doit être vu comme un travail constant et modéré. C'est pour cette raison qu'il passe d'abord et avant tout par une modification en profondeur du mode de vie.

3. Efficacité

Nous l'avons vu, les agents anticancéreux présents dans les aliments sont souvent capables d'agir directement sur la tumeur et de restreindre son développement autant en provoquant la mort des cellules cancéreuses qu'en empêchant son développement à des stades plus avancés, par exemple en interférant avec la formation d'un nouveau réseau sanguin ou encore en stimulant les défenses immunitaires de l'organisme (Figure 36).

Cependant, la combinaison de plusieurs aliments, possédant tous des composés anticancéreux distincts, permet non seulement de viser différents processus associés à la croissance des tumeurs, mais également d'accroître leur efficacité d'action. En fait, grâce à cette synergie, l'action anticancéreuse d'une molécule peut être augmentée considérablement par la présence d'une autre molécule, une propriété extrêmement importante pour les composés d'origine alimentaire qui sont généralement présents en faibles quantités dans le sang. Par exemple, ni la curcumine ni le polyphénol principal du thé vert, l'EGCG, ne sont capables à eux seuls d'induire la mort de cellules cancéreuses lorsqu'ils sont présents en faibles quantités. Par contre, lorsque ces deux molécules sont ajoutées simultanément, elles provoquent une réponse très importante qui mène à la mort des cellules par apoptose (Figure 37). Ce type de synergie directe peut également augmenter considérablement la réponse thérapeutique à un traitement

Le traitement du cancer par les composés anticancéreux de l'alimentation

Figure 36

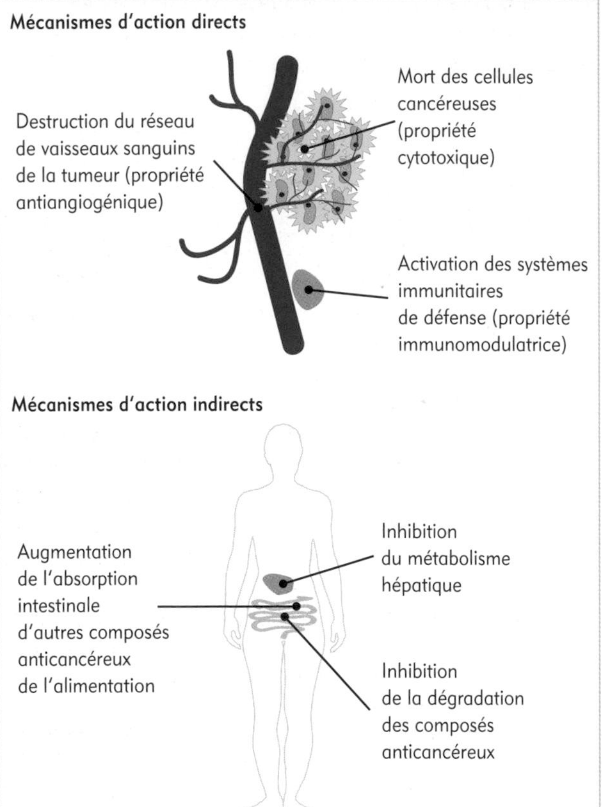

Mécanismes d'action directs

Destruction du réseau de vaisseaux sanguins de la tumeur (propriété antiangiogénique)

Mort des cellules cancéreuses (propriété cytotoxique)

Activation des systèmes immunitaires de défense (propriété immunomodulatrice)

Mécanismes d'action indirects

Augmentation de l'absorption intestinale d'autres composés anticancéreux de l'alimentation

Inhibition du métabolisme hépatique

Inhibition de la dégradation des composés anticancéreux

anticancéreux donné. Par exemple, des travaux de notre laboratoire montrent que l'addition de curcumine et d'EGCG à des cellules cancéreuses soumises à de faibles doses de radiations provoque une hausse spectaculaire de la réponse de ces cellules au traitement (même figure).

La synergie fait aussi souvent appel à des mécanismes indirects. Par exemple, il existe dans les aliments que nous consommons sur une base quotidienne une foule de molécules sans activité anticancéreuse propre, qui réussissent néanmoins à avoir un impact considérable sur la prévention du cancer en augmentant la quantité (et donc le potentiel anticancéreux) d'une autre molécule anticancéreuse dans le sang, soit en ralentissant son élimination ou encore en augmentant son absorption (Figure 36). Un des meilleurs exemples de cette synergie indirecte est la propriété d'une molécule du poivre, la pipérine, d'augmenter de plus de 1 000 fois l'absorption de la curcumine (Figure 38), ce qui permet d'atteindre des quantités de curcumine dans le sang susceptibles de véritablement modifier le comportement agressif des cellules cancéreuses. À notre avis, non seulement cette synergie illustre la nécessité d'adopter une alimentation variée pour maximiser ses bienfaits sur la santé, mais elle rend du même coup totalement illogique la substitution des aliments par des molécules pures administrées sous forme de suppléments.

Le régime alimentaire que nous proposons doit être perçu d'abord et avant tout comme un guide qui illustre à quoi peut ressembler un régime alimentaire où **tous** les aliments, sans exception, possèdent des propriétés anticancéreuses, c'est-à-dire un régime où chaque élément apporte quotidiennement à l'organisme des munitions essentielles pour combattre le développement du cancer. Si ce régime alimentaire peut paraître sévère au premier abord, c'est qu'il a été développé dans le but d'aider les

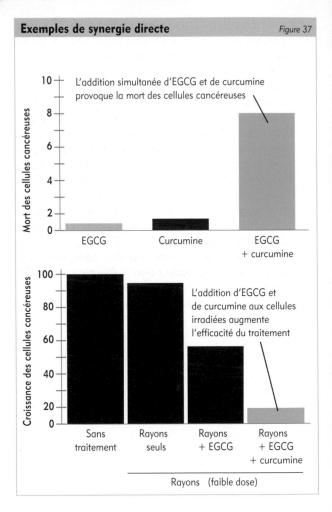

Exemples de synergie directe   *Figure 37*

L'addition simultanée d'EGCG et de curcumine provoque la mort des cellules cancéreuses

L'addition d'EGCG et de curcumine aux cellules irradiées augmente l'efficacité du traitement

patients à haut risque de développer un cancer, de même que ceux qui ont combattu la maladie et qui sont en rémission, de façon à mettre toutes les chances de leur côté.

En effet, le guide alimentaire que nous proposons peut être particulièrement utile pour les personnes dont le risque de développer le cancer est élevé, soit en raison de leur historique familial, soit parce qu'elles ont déjà été affectées par la maladie. Ce type de prévention, qu'on pourrait appeler secondaire, est différent de la prévention primaire que nous venons de décrire, où la consommation régulière d'aliments riches en ces composés anticancéreux permet d'enrayer le développement du cancer en l'attaquant dès son apparition. Dans la prévention secondaire, ces aliments procurent une réponse biologique importante chez les patients de façon à restreindre autant que possible le développement de foyers tumoraux n'ayant pu être complètement éliminés par les traitements chirurgicaux, radiothérapiques ou chimiothérapiques.

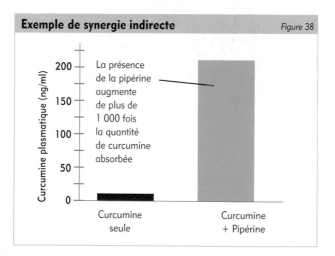

Exemple de synergie indirecte *Figure 38*

La présence de la pipérine augmente de plus de 1 000 fois la quantité de curcumine absorbée

Curcumine plasmatique (ng/ml)

Curcumine seule

Curcumine + Pipérine

Ces recommandations peuvent cependant être appliquées en tout point par toute personne désireuse de réduire son risque de développer un cancer. Nous l'avons vu tout au long de ce livre, certains aliments constituent des sources privilégiées de molécules anticancéreuses, et le simple fait de les inclure dans le quotidien alimentaire peut avoir une influence extraordinaire sur le taux des principaux cancers touchant actuellement notre société. Intégrer autant que possible à votre alimentation des crucifères, l'ail et ses cousins, le soja et certains fruits apportera à votre organisme une quantité de molécules anticancéreuses impossible à atteindre avec d'autres légumes. Soulignons encore une fois le rôle central du soja, du thé vert et du curcuma dans la différence entre les taux de cancer en Orient et en Occident ; ces aliments représentent indubitablement des outils de prévention majeurs.

Préconiser de consommer de préférence des aliments décrits ici ne signifie pas qu'il ne faille pas manger des haricots, des artichauts, des aubergines, des poivrons, des champignons, des pommes, des bananes et d'autres fruits et légumes délicieux et essentiels à une alimentation variée. Au contraire, compte tenu de la situation inquiétante de l'alimentation en Occident, tout changement d'habitudes se traduisant par une consommation accrue de fruits et légumes est extrêmement positif et doit être encouragé. En dépit de plusieurs années de publicité intensive et de programmes gouvernementaux destinés à promouvoir une consommation accrue de fruits et légumes, à peine le quart de la population actuelle respecte la recommandation minimale de 5 portions de ces aliments par jour et, au contraire, la consommation de fruits et légumes est à la baisse dans plusieurs régions du monde. Cette situation préoccupante a plusieurs origines, notamment un certain nombre de mythes tenaces qui semblent freiner l'enthousiasme des consommateurs envers les produits d'origine végétale (voir encadré p. 302). Compte tenu du rôle essentiel des fruits et légumes dans une stratégie globale de prévention du cancer, il va sans dire que la modification des perceptions négatives envers cette catégorie d'aliments représente un prérequis essentiel à toute réduction significative des taux de cancer affectant actuellement nos sociétés.

Le choix des fruits et légumes présentés dans le régime est basé sur les connaissances actuellement disponibles quant au potentiel anticancéreux de ces aliments. Cependant, la recherche étant un processus dynamique, il est possible et même extrêmement probable que d'autres molécules anticancéreuses seront identifiées au cours des prochaines années et permettront d'améliorer encore et de diversifier ce régime. Par exemple, on sait déjà que plusieurs aliments contiennent des quantités importantes de composés phyto-chimiques qui ont tous, à des degrés divers, été suggérés comme ayant le potentiel d'interférer avec les processus impliqués dans le développe-ment du cancer (Tableau 22). Mentionnons plus particulièrement des pigments et sucres com-plexes présents dans certaines algues du régime alimentaire quotidien japonais (wakame, hijiki et arame), qui pourraient prévenir le développement de certains cancers, notamment celui du sein. Il est également fascinant de constater qu'un grand nombre d'épices et d'aromates contiennent de grandes quantités de molécules qui agissent

Autres sources alimentaires riches en composés phytochimiques anticancéreux

Tableau 22

Aliments	Composé phytochimique
Algues marines	Fucoxanthines
Artichaut	Silymarine
Aubergine	Nasunine
Avocat	Alpha-carotène
Basilic et romarin	Acide ursolique
Chou chinois (pok-choi)	Dithiothione
Câpres	Kampférol
Céleri	Apigénine
Cerise	Cyanidine
Clou de girofle	Eugénol
Épinard	Lutéine
Fenouil, anis, coriandre	Anethol
Gingembre	6-gingérol
Laitue	Zéaxanthine
Lentilles	Lignans
Luzerne	Coumestrol
Mangue	Bêta-cryptoxanthine
Orge	Phytates
Pamplemousse	Naringénine
Persil	Apigénine
Piment chili	Capsaicine
Poire	Acide hydroxycinnamique
Pomme	Quercétine
Champignons (Shiitake)	Lentinane
Son de blé	Fibres
Thé noir	Théaflavine
Thym	Lutéoline

comme des composés anti-inflammatoires, réduisant du même coup les risques de développer plusieurs maladies chroniques comme le cancer. Le gingembre est certainement le meilleur exemple de cette dernière catégorie, puisqu'une des molécules principales de cette racine, le gingérol, a maintes fois été suggérée comme un puissant agent anticancéreux, tant par ses propriétés anti-inflammatoires que par son action inhibitrice sur les cellules cancéreuses.

Il est également à noter que certains aromates, comme le persil, le thym, la menthe et les câpres, contiennent de surcroît des quantités extraordinaires de certains polyphénols, comme l'apigénine, la lutéoline et le kampférol, des molécules qui possèdent toutes d'importantes propriétés d'inhibition de la croissance des cellules cancéreuses et de prévention du développement de tumeurs chez les animaux de laboratoire. Globalement, il semble donc de plus en plus évident qu'assaisonner un plat n'est pas seulement nécessaire à l'art culinaire : il l'est tout autant pour la prévention du cancer.

MANGER SAINEMENT ET AVEC PLAISIR

Il va sans dire que pour pouvoir profiter pleinement des bienfaits des aliments indiqués dans ce guide, il est extrêmement important d'avoir accès à des sources abondantes de recettes qui utilisent ces ingrédients dans la confection de plats délicieux. Prévenir le cancer par l'alimentation peut devenir une chose extrêmement agréable si l'on parvient à apprêter les aliments pour en faire de véritables festins ! La façon la plus simple, et que nous vous conseillons, est d'acquérir quelques livres de cuisine de base de différentes traditions culinaires où l'on retrouve les aliments mentionnés dans ce livre. Il ne sert à rien de réinventer la poudre : les peuples du Moyen-Orient cuisinent les légumineuses depuis au moins 3 000 ans et

Mythes négatifs associés aux fruits et légumes

Mythe 1. Les fruits et légumes contiennent des pesticides qui causent le cancer.
Faux. Les pesticides résiduels associés aux fruits et légumes sont présents à l'état de traces et aucune étude n'a pu établir de lien entre ces résidus et le cancer. Au contraire : la consommation de fruits et légumes est constamment associée à une baisse du risque de développer un cancer et il ne fait aucun doute que les bienfaits associés à un apport accru de ces aliments excèdent plusieurs fois les effets négatifs hypothétiques de traces infimes de produits contaminants. Une façon très simple d'éliminer la quasi-totalité de ces résidus de pesticides est de rincer à grande eau vos aliments ou encore de se tourner vers les produits biologiques.

Mythe 2. Les fruits et légumes sont issus de manipulations génétiques et ces organismes génétiquement modifiés (OGM) sont nocifs pour la santé.
Faux. La très grande majorité des fruits et légumes actuellement disponibles sont issus de variétés sélectionnées naturellement, sans introduction de gènes extérieurs par l'homme, et peuvent donc être considérés comme tout à fait naturels. Quant à la portion d'aliments qui sont effectivement des OGM, aucune étude n'a réussi à établir un quelconque caractère cancéreux, chose peu étonnante puisque les protéines issues des modifications géniques sont, de toute manière,

ont acquis un savoir-faire considérable dans la préparation de ces plats. La cuisine asiatique offre, quant à elle, de multiples possibilités d'utilisation du soja sous toutes ses formes et vous trouverez dans ces ouvrages les meilleures façons d'apprivoiser cet aliment, sans compter l'utilisation systématique par ces différentes traditions de nombreux légumes bénéfiques, notamment les diverses sortes de choux. Les Méditerranéens et les Japonais ont élevé en art la préparation des poissons et fruits de mer et sont une référence incontournable pour vous guider dans la confection de ce type de repas. Même chose pour les Italiens

détruites lors de la digestion et ne peuvent donc avoir de véritable impact sur l'apport nutritionnel. Le problème des OGM est d'abord et avant tout environnemental, le plus important étant sans doute leur impact extrêmement négatif sur la diversité des espèces végétales vivantes. Ce problème est de taille et nous partageons l'inquiétude de ceux qui s'y opposent. Il est à notre avis impératif que les efforts déployés actuellement dans la production de ces OGM soient limités à leur plus strict minimum de façon à éviter un désastre environnemental.

Mythe 3. Seuls les fruits et légumes « biologiques » sont bons pour la santé.

Faux. Toutes les études ayant réussi à établir le potentiel anticancéreux des fruits et légumes portaient sur la consommation d'aliments issus de la culture traditionnelle et il est donc certain que l'étiquette « biologique » n'est pas un prérequis essentiel pour profiter des bienfaits de ces aliments. Même si la culture des légumes sans aucun pesticide peut stimuler les systèmes de défense des végétaux et ainsi leur permettre de contenir des quantités légèrement supérieures de composés phytochimiques anticancéreux, il est erroné de penser que seule la consommation de ces produits peut avoir des impacts positifs sur la santé. Il vaut mieux consommer quotidiennement et abondamment des fruits et légumes « standards » que de manger occasionnellement des produits « biologiques » dont le prix généralement plus élevé pourrait nous inciter à ne pas acheter régulièrement des fruits et légumes.

et les Espagnols avec les tomates ou encore la cuisine indienne pour les différents currys.

Ces recettes offrent une opportunité en or de cuisiner des repas savoureux tout en s'inspirant des principes que nous avons élaborés tout au long de ce livre. Il s'agit d'un point capital, car manger sainement nécessite d'abord et avant tout de ressentir un réel plaisir à manger. Pour la plupart des gens, un régime alimentaire est quelque chose d'ennuyeux, synonyme de punition et de privation. Bien au contraire, le programme que nous proposons doit être vu comme une récompense ! Avoir accès à des milliers de recettes utilisant des ingrédients sains et délicieux, varier constamment ses repas pour y inclure les centaines de fruits et légumes disponibles sur le marché tiennent beaucoup plus de l'épicurisme que de l'ascétisme.

CONCLUSION

Une modification du régime alimentaire de façon à intégrer certains aliments constituant des sources exceptionnelles de molécules anticancéreuses représente une des meilleures armes actuellement à notre disposition pour lutter contre le cancer.

Ces changements d'habitudes n'ont rien d'extravagant, ni de révolutionnaire : il s'agit simplement de remettre en valeur le rôle important de l'alimentation dans la vie quotidienne en portant une plus grande attention aux conséquences que peuvent avoir les aliments que nous mangeons sur notre bien-être général. Nous sommes persuadés que vous pouvez retirer énormément de satisfactions à mettre en pratique ces modifications, tant pour le plaisir gastronomique qu'il est possible d'en tirer que pour le sentiment de satisfaction de participer activement aux mécanismes de défense de votre organisme en lui procurant quotidiennement une dose importante de ces alicaments (médicaments d'origine alimentaire). Utiliser les abondantes ressources alimentaires auxquelles nous avons l'immense privilège d'avoir accès, non seulement à des fins alimentaires mais également pour réduire l'incidence de maladies aussi graves que le cancer, pourrait représenter un des progrès les plus significatifs dans notre lutte contre cette maladie.

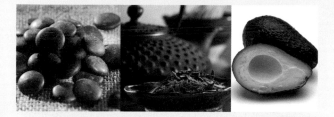

La cuisine est la culture de l'humanité, l'expression de son ingéniosité à explorer son environnement pour y découvrir de nouveaux aliments, l'illustration de sa quête constante du bien-être. Il est impossible d'accepter avec résignation qu'un siècle à peine d'industrialisation alimentaire arrive à détruire cet héritage, à nier en quelque sorte le savoir collectif de l'humanité et à en gaspiller les principaux fondements. Prévenir le cancer par l'alimentation, c'est donc d'abord et avant tout retrouver l'essence de cette culture alimentaire élaborée au fil des millénaires par les civilisations. C'est rendre hommage au savoir inestimable acquis par des milliers de générations de femmes qui ont voulu procurer à leurs enfants les aliments nécessaires à leur bonne santé, tout en recherchant la meilleure façon de préparer ces aliments pour qu'ils procurent du plaisir. C'est vouer un immense respect à la plus formidable expérience réalisée par l'humanité, sans laquelle nous n'aurions pu voir le jour. Prévenir le cancer par l'alimentation, c'est simplement renouer avec l'essence même de la condition humaine.

Remerciements

Nos premiers remerciements vont à tous ces enfants atteints du cancer et à leur famille, dont le courage a inspiré l'écriture de cet ouvrage.

Merci à la Fondation Charles-Bruneau qui a permis, grâce à ses encouragements et à son soutien financier, l'élaboration du programme de nutrathérapie.

Merci à la Fondation UQAM qui nous a supportés pour la chaire en prévention et traitement du cancer.

Merci à la Société de recherche sur le cancer pour son soutien financier, lequel a permis de réaliser un grand nombre des expériences citées dans cet ouvrage.

Merci au Dr Judah Folkman, pour sa vision prophétique du traitement du cancer, à l'origine des principes présentés dans cet ouvrage.

Merci au Dr Jean-Marie Leclerc, sans qui rien de tout cela ne se serait réalisé, pour son énergie débordante et sa vision éclairée.

Merci aux Drs Albert Moghrabi et Stéphane Barrette, pour leur précieuse collaboration clinique et leur enthousiasme à appliquer ce programme aux enfants atteints du cancer.

Merci au Dr Mark Bernstein, chef du service d'hémato-oncologie, pour son appui dans cette démarche de recherche transitionnelle.

Merci à tous nos collègues du service d'hémato-oncologie de l'Hôpital Sainte-Justine pour leur incroyable dévouement dans leur lutte contre le cancer et pour leur dynamisme face aux nouvelles idées issues de la recherche.

Merci à tous les membres du service – infirmières, pharmaciens, bénévoles, thérapeutes – pour leur immense dévouement et leur généreux engagement envers les jeunes patients atteints du cancer.

Merci à la D^{re} Lise Tremblay pour ses commentaires judicieux lors de la lecture des stades initiaux du manuscrit ainsi que pour son soutien tout au long des longues étapes qui ont suivi.

Merci à Line Larivière pour ses suggestions et à Yumeji Asaoka pour la traduction française du Kissa Yojoki.

Merci à la D^{re} Hélène Rousseau, pour sa lecture critique et ses encouragements constants.

Merci à la D^{re} Sylvie Lamy pour sa persévérance, son travail perfectionniste et sa foi inébranlable en la recherche.

Merci à tous les étudiants-chercheurs du laboratoire de médecine moléculaire, dont les travaux sont à l'origine des premières découvertes en nutrathérapie, pour leur extraordinaire enthousiasme à faire progresser la connaissance humaine.

Merci au professeur Ben Sulsky, pour nous avoir guidés dans les premières étapes de cette approche, pour son amitié inaltérable, sa foi en la science et pour sa très grande compassion envers l'humanité souffrante.

Bibliographie

Chapitre 1

Pour en savoir plus...

... sur les principes à la base d'une alimentation saine :
• A.Weil. Le guide essentiel de la diététique et de la santé, Éditions J'ai Lu, 2000, 414 pages.

... sur les ravages causés par l'obésité :
• E. E. Calle, R. Kaaks. Overweight, obesity and cancer : epidemiological evidence and proposed mechanisms. Nature Reviews on Cancer, 2004 ; 4, 579-591.
• S.J. Olshansky, Douglas J. Passaro, Ronald C. Hershow et al., A potential decline in life expectancy in the United States in the 21st century, N. Eng. J. Med. 2005; 352, 1138-1144.

... sur l'impact de l'alimentation sur le cancer :
• R. Doll, R.Peto. The causes of cancer : Quantitative estimates of avoidable risks of cancer in the United States today. J. Natl Cancer Inst. 1981; 66, 1196-1265.
• World Cancer Research Fund/American Institute for Cancer Research. Food, nutrition and the prevention of cancer : a global perspective, 1997, 670 pages.
• D.Heber, G.L. Blackburn, V. L. W. Go (Editeurs), Nutritional Oncology, Academic Press, 1999, 632 pages.
• T. J. Key, N.E. Allen, E.A. Spencer, R.C. Travis. The effect of diet on risk of cancer. Lancet 2002; 360, 861-868.

Chapitre 2

Pour en savoir plus...
• Les sociétés cellulaires, Dossier Pour la Science No. 19, avril 1998.

... sur l'apparition des cancers
• W. Gibbs, L'imbroglio génétique du cancer. Pour la Science 2003; 310 pages.
• M. H. Goyns. Cancer and you : how to stack the odds in your favour, Harwood Academic publishers, 1999, 159 pages.
• D. Hanahan, R. A. Weinberg. The hallmarks of cancer. Cell 2000; 100, 57-70.

Chapitre 3

Pour en savoir plus...

... sur les traitements contre le cancer :
• J. F. Bishop, Ed. Cancer facts : a concise oncology text, Harwood Academic Publishers, 1999, 411 pages.

.. sur l'angiogenèse et l'effet angiogénique des composés de l'alimentation :
• J. Folkman. Angiogenesis in cancer, vascular, rheumatoid and other diseases. Nature Med 1995 ; 1, 27-31.
• F. Tosetti, N. Ferrari, S. de Flora, A. Albini. "Angioprevention": angiogenesis is a common and key target for cancer chemopreventive agents. FASEB J. 2002; 16, 2-14.

... sur la thérapie métronomique :
• R.S. Kerbel, B.A. Kamen. The anti-angiogenic basis of metronomic chemotherapy. Nature Reviews on Cancer 2004; 4, 423-436.

Chapitre 4

Pour en savoir plus...

... sur l'historique du traitement du cancer :
• S.I. Hajdu. Greco-Roman thought about cancer. Cancer 2004 ; 100, 2048-2051.
• E. Littré. Œuvres complètes d'Hippocrate. Paris : Baillières, 1846.

... sur les microfoyers tumoraux :
• W.C. Black, H.G. Welch. Advances in diagnostic imaging and overestimation of disease prevalence and the benefits of therapy. N. Eng. J. Med. 1993; 328, 1237-1243.
• J. Folkman, R. Kalluri. Cancer without disease. Nature 2004; 427, 787.

... sur la prévention du cancer par l'alimentation
• A. Gescher, U. Pastorino, S.M. Plummer, M.M. Manson. Suppression of tumour development by substances derived from the diet : mechanisms and clinical implications. Br. J. Clin. Pharmacol. 1998; 45, 1-12.
• M.L. McCullough, E.L. Giovannucci. Diet and cancer prevention. Oncogene 2004 ; 23, 6349-6364.

Chapitre 5

Pour en savoir plus...

... sur les composés phytochimiques :
• Y.-J. Surh. Cancer chemoprevention with dietary phytochemicals. Nature Reviews on Cancer 2003; 3, 768-780.
• T. Dorai, B.B. Aggarwal. Role of chemopreventive agents in cancer therapy. Cancer Lett. 2004; 215, 129-140.
• C. Manach, A. Scalbert, C. Morand, C. Rémésy, L. Jiménez. Polyphenols : food sources and bioavailability. Am. J. Clin. Nutr. 2004; 79, 727-747.
• A.M. Bode, Z. Dong. Targeting signal transduction pathways by chemopreventive agents. Mut. Res. 2004; 555, 33-51.

... sur les suppléments vitaminiques et le cancer :
• The ATBC Study Group. The effect of vitamin E and beta-carotene on the incidence of lung cancer and other cancers in male smokers. N. Engl. J. Med. 1994; 330, 1029-1035.
• E.R. Miller, R. Pastor-Barriuso, D. Dalal, R.A. Riemersma, L.J. Appel, E. Guallar. Meta-analysis: High-dosage vitamin E supplementation may increase all-cause mortality. Ann. Intern. Med. 2005; 142: 37-46.

Chapitre 6

Pour en savoir plus...

... sur la prévention du cancer par les légumes crucifères :

• D.T.H. Verhoeven, R.A. Goldbohm, G. van Poppel, H. Verhagen, P.A. van den Brandt. Epidemiological studies on Brassica vegetables and cancer risk. Cancer Epidemiol. Biomarkers Prev. 5 ; 1996, 733-748.

• P. Talalay, J.W. Fahey. Phytochemicals from cruciferous plants protect against cancer by modulating carcinogen metabolism. J. Nutr. 2001 ; 131, 3027S-3033S.

• Y.-S. Keum, W.-S. Jeong, A.N. T. Kong. Chemoprevention by isothiocyanates and their underlying molecular signaling mechanisms. Mut. Res. 2004 ; 555, 191-202.

• S.J. London, J.-M. Yuan, F.-L. Chung, Y.-T. Gao, G.A. Coetzee, R.K. Ross, M.C. Yu. Iso-thiocyanates, glutathione S-transferase M1 and T1 polymorphisms, and lung-cancer risk : a prospective study of men in Shangai, China. Lancet 2000 ; 356, 724-729.

... sur les glucosinolates en général :

• G.R. Fenwick, R.K. Heaney, W.J. Mullin. Glu-cosinolates and their breakdown products in food and food plants. CRC Critical Rev. Food Sci. and Nutr. 1983 ; 18, 123-201.

• H.L. Bradlow, D.W. Sepkovic, N.T. Telang, M.P. Osborne. Multifunctional aspects of the action of Indole-3-carbinol as an antitumor agent. Ann. N.Y. Acad. Sci. 1999 ; 889 : 204-213.

... sur le sulforaphane :

• Y. Zhang, P. Talalay, C.G. Cho, G.H. Posner. A major inducer of anticarcinogenic protec-tive enzymes from broccoli: isolation and eluci-dation of structure. Proc. Natl. Acad. Sci. USA 1992 ; 89, 2399-2403.

• J.W. Fahey, Y. Zhang, P. Talalay. Broccoli sprouts: an exceptionally rich source of indu-cers of enzymes that protect against chemi-cal carcinogens. Proc. Natl. Acad. Sci. USA 1997 ; 94, 10367-10372.

• J.W. Fahey, X. Haristoy, P.M. Dolan, T.W. Kensler, I. Scholtus, K.K. Stephenson, P. Ta-lalay, A. Lozniewski. Sulforaphane inhibits extracellular, intracellular and antibiotic-resis-tant strains of Helicobacter pylori and prevents benzo[a]pyrene-induces stomach tumors. Proc. Natl. Acad. Sci. 2002 ; 99, 7610-7615.

• D. Gingras, M. Gendron, D. Boivin, A. Mo-ghrabi, Y. Théôret, R. Béliveau. Induction of medulloblastoma cell apoptosis by sulfora-phane, a dietary anticarcinogen from Brassica vegetables. Cancer Lett. 2004 ; 203, 35-43.

Chapitre 7

Pour en savoir plus...

... sur les effets anticancéreux des légumes de la famille Allium :

• A.W. Hsing, A.P. Chokkalingam, Y.T. Gao, M.P. Madigan, J. Deng, G. Gridley, J.F. Fraumeni. Allium vegetables and risk of prostate cancer : a population-based study. J. Natl. Cancer Inst. 2002 ; 94, 1648-1651.

• A.T. Fleischauer, L. Arab. Garlic and cancer : a critical review of the epidemiologic literature. J Nutr. 2001 ; 131, 1032S-1040S.

• A. Herman-Antosiewicz, S.V. Singh. Signal transduction pathways leading to cell cycle arrest and apoptosis induction in cancer cells by Allium vegetable-derived organosulfur compounds : a review. Mut. Res. 2004 ; 555, 121-131.

• M. Demeule, M. Brossard, S. Turcotte, A. Ré-gina, J. Jodoin, R. Béliveau. Diallyl disulfide, a chemopreventive agent in garlic, induces multi-drug resistance-associated protein 2 expression. Biochem. Biophys. Res. Commun. 2004 ; 324, 937-45.

... sur la composition chimique de l'ail et de l'oignon :

• E. Block. The chemistry of garlic and onion. Sci. Am. 1985 ; 252, 114-119.

Chapitre 8

Pour en savoir plus...

... sur les cancers hormono-dépendants :

• M. Clemons, P. Goss. Estrogen and the risk of breast cancer. N. Eng. J. Med. 2001 ; 344, 276-285.

... sur les propriétés biologiques des isofla-vones :

• P.J. Magee, I.R. Rowland. Phyto-oestrogens, their mechanism of action: current evidence for a role in breast and prostate cancer. Br. J. Nutri-tion 2004 ; 91, 513-531.

• F.H. Sarkar, Y. Li. Mechanisms of cancer che-moprevention by soy isoflavone genistein. Can-cer Metast. Rev. 2002 ; 21, 265-280.

• T. Akiyama, J. Ishida, S. Nakagawa, H. Ogawara, S.-I. Watanabe, N. Itoh, M. Shi-buya, Y. Fukami. Genistein, a specific inhibitor of tyrosine-specific protein kinases. J. Biol. Chem. 1987 ; 262, 5592-5595.

... sur l'impact du soja et des isoflavones sur le développement du cancer :

• H. Adlercreutz. Phyto-oestrogens and cancer. Lancer Oncol. 2002 ; 3, 364-373.

• S. Yamamoto, T. Sobue, M. Kobayashi, S. Sa saki, S. Tsugane. Soy, isoflavones, and breas cancer risk in Japan. J. Natl. Cancer Inst. 2003 95, 906-913.

• A.H. Wu, P. Wan, J. Hankin, C.-C. Tseng, M.C

Yu, M.C. Pike. Adolescent and adult soy intake and risk of breast cancer in Asian-Americans. Carcinogenesis 2002 ; 23, 1491-1496.
• M.M. Lee, S.L. Gomez, J.S. Chang, M. Wey R.-T. Wang, A.W. Hsing. Soy and isoflavone consumption in relation to prostate cancer risk in China. Cancer Epidemiol. Biomarkers Prev. 2003 ; 12, 665-668.
• M.J. Messina, C.L. Loprinzi. Soy for breast cancer survivors: a critical review of the literature. J. Nutr. 2001 ; 131, 3095S-3108S.
• C.D. Allred, K.F. Allred, Y.H. Ju, T.S. Goeppinger, D.R. Doerge, W.G. Helferich. Soy processing influences growth of estrogen-dependent breast cancer tumors. Carcinogenesis 2004 ; 25: 1649-1657.

Chapitre 9

Pour en savoir plus...

... sur le curcuma et la curcumine :

• B.B. Aggarwal, A. Kumar, M.S. Aggarwal, S. Shishodia. Curcumin derived from turmeric (Curcuma longa) : A spice for all seasons. In : Phytochemicals in cancer chemoprevention, D. Bagchi, H.G. Preuss, Eds., 2004,1-24.

Chapitre 10

Pour en savoir plus...

... sur le thé vert :

• L.A. Mitscher, V. Dolby, The Green Tea Book, China's Fountain of Youth, Avery, 1998, 186 pages.
• D. Rosen, The Book of Green Tea, Storey Publishing, 1998, 160 pages.

... sur les propriétés anticancéreuses du thé vert :

• C.S. Yang, Z.Y. Wang. Tea and cancer. J. Natl. Cancer Inst. 1993 ; 85, 1038-1049.
• V. Crespy, G. Williamson. A review of the health effects of green tea catechins in in vivo animal models. J. Nutr. 2004 ; 134, 3431S-3440S.
• R. Béliveau, D. Gingras. Green tea: prevention and treatment of cancer by nutraceuticals. Lancet 2004 ; 364, 1021-1022.
• M. Demeule, J. Michaud-Lévesque, B. Annabi, D. Gingras, D. Boivin, J. Jodoin, S. Lamy, Y. Bertrand, R. Béliveau. Green tea catechins as novel antitumor and antiangiogenic compounds. Curr. Med. Chem. Anti-Canc. Agents. 2002 ; 2, 441-63.

... sur le principal composé anticancéreux du thé vert, l'EGCG :

• Y. Cao. R. Cao. Angiogenesis inhibited by drinking tea. Nature 1999 ; 398 : 381.
• S. Lamy, D. Gingras, R. Béliveau. Green tea catechins inhibit vascular endothelial growth factor receptor phosphorylation. Cancer Res. 2002 ; 62, 381-385.

• B. Annabi, Y.T. Lee, C. Martel, A. Pilorget, J.P. Bahary, R. Béliveau. Radiation induced-tubulogenesis in endothelial cells is antagonized by the antiangiogenic properties of green tea polyphenol (-) epigallocatechin-3-gallate. Cancer Biol. Ther. 2003 ; 2, 642-649
• A. Pilorget, V. Berthet, J. Luis, A. Moghrabi, B. Annabi, R. Béliveau. Medulloblastoma cell invasion is inhibited by green tea (-)epigallocatechin-3-gallate. J. Cell. Biochem. 2003 ; 90, 745-755.
• J. Jodoin, M. Demeule, R. Béliveau. Inhibition of the multidrug resistance P-glycoprotein activity by green tea polyphenols. Biochim. Biophy.s Acta. 2002 ; 1542, 149-59.
• M. Demeule, M. Brossard, M. Pagé, D. Gingras, R. Béliveau. Matrix metalloproteinase inhibition by green tea catechins. Biochim. Biophys. Acta. 2000 ; 1478, 51-60.

Chapitre 11

Pour en savoir plus...

... sur les effets anticancéreux des fraises, framboises et de l'acide ellagique :

• S.M. Hannum. Potential impact of strawberries on human health : a review of the science. Crit. Rev. Food Sci. Nutr. 2004 ; 44, 1-17.
• L.A. Kresty, M.A. Morse, C. Morgan, P.S. Carlton, J. Lu, A. Gupta, M. Blackwood, G.D. Stoner. Chemoprevention of esophageal tumorigenesis by dietary administration of lyophilized black raspberries. Cancer Res. 2001 ; 61, 6112-6119.
• P.S. Carlton, L.A. Kresty, J.C. Siglin, M.A. Morse, J. Lu, C. Morgan, G.D. Stoner. Inhibition of N-nitrosomethylbenzylamine-induced tumorigenesis in the rat esophagus by dietary freeze-dried strawberries. Carcinogenesis 2001; 22, 441-446.
• L. Labrecque, S. Lamy, A. Chapus, S. Mihoubi, Y. Durocher, B. Cass, M.W. Bojanowski, D. Gingras, R. Béliveau. Combined inhibition of PDGF and VEGF receptors by ellagic acid, a dietary-derived phenolic compound. Carcinogenesis 2005 ; 26, 821-826.

... sur les effets anticancéreux des bleuets et des anthocyanidines :

• J.M. Kong, L.S. Chia, N.-K. Goh, T.-F. Chia, R. Brouillard. Analysis and biological activities of anthocyanins. Phytochemistry 2003 ; 64, 923-933.
• S. Lamy, M. Blanchette, J. Michaud-Lévesque, R. Lafleur, Y. Durocher, A. Moghrabi, D. Gingras, R. Béliveau (2005) Delphinidin, a dietary anthocyanidin, inhibits VEGFR-2 activity and in vitro angiogenesis (in preparation).

... sur les proanthocyanidines :

• S.E. Rasmussen, H. Frederiksen, K.S. Krogholm, L. Poulsen. Dietary proanthocyanidins : Occurrence, dietary intake, bioavailability, and protection against cardiovascular disease. Mol. Nutr. Food Res. 2005 ; 49, 159-174.

Chapitre 12

Pour en savoir plus...

... sur l'impact des oméga-3 sur les maladies cardio-vasculaires :

• P.M. Kris-Etherton, W.S. Harris, L.J. Appel. Fish consumption, fish oil, omega-3 fatty acids, and cardiovascular disease. Circulation 2002 ; 106, 2747.

... sur l'impact des oméga-3 sur la prévention du cancer :

• D.P. Rose, J.M. Connolly. Omega-3 fatty acids as cancer chemopreventive agents. Pharm. Ther. 1999 ; 83, 217-244.

• S.C. Larsson, M. Kumlin, M. Ingelman-Sundberg, A. Wolk. Dietary long-chain n-3 fatty acids for the prevention of cancer: a review of potential mechanisms. Am. J. Clin. Nutr. 2004 ; 79 : 935-945.

Chapitre 13

Pour en savoir plus...

... sur le potentiel anticancéreux des tomates :

• E. Giovannucci. A review of epidemiologic studies of tomatoes, lycopene, and prostate cancer. Exp. Biol. Med. 2002 ; 227, 852-859.

• J.K. Campbell, K. Canene-Adams, B.L. Lindshield, T.W.-M. Boileau, S.K. Clinton, J.W. Erdman. Tomato phytochemicals and prostate cancer risk. J. Nutr. 2004 ; 134, 3486S-3492S.

• K. Wertz, U. Siler, R. Goralczyk. Lycopene : modes of action to promote prostate health. Arch. Biochem. Biophys. 2004 ; 430, 127-134.

Chapitre 14

Pour en savoir plus...

... sur les usages thérapeutiques anciens des agrumes :

• B.A. Arias, L. Ramon-Laca. Pharmacological properties of citrus and their ancient and medieval uses in the Mediterranean region. J. Ethnopharm. 2005 ; 97, 89-95.

... sur les effets anticancéreux des agrumes :

• J.A. Manthey, N. Guthrie, K. Grohmann. Biological properties of citrus flavonoids pertaining to cancer and inflammation. Curr. Med. Chem. 2001 ; 8, 135-153.

• P.L. Crowell. Prevention and therapy of cancer by dietary monoterpenes. J. Nutr. 1999 ; 129, 775S-778S.

Chapitre 15

Pour en savoir plus...

... sur l'impact du vin rouge sur les maladies cardio-vasculaires :

• A.S. St-Leger, A.L. Cochrane, F. Moore. Factors associated with cardiac mortality in developed countries with particular reference to the consumption of wine. Lancet 1979 ; 1, 1017-1020.

• S. Renaud, M. de Lorgeril. Wine, alcohol, platelets, and the French paradox for coronary heart disease. Lancet 1992 ; 339, 1523-1526.

• J.B. German, R.L. Walzem. The health benefits of wine. Annu. Rev. Nutr. 2000 ; 20, 561-593.

• A. Di Castelnuovo, S. Rotondo, L. Iacoviello, M.B. Donati, G. de Gateno. Meta-analysis of wine and beer consumption in relation to vascular risk. Circulation 2002 ; 105, 2836-2844.

... sur l'impact du vin rouge sur le développement du cancer :

• M. Gronbaek, U. Becker, D. Johansen, A. Gottschau, P. Schnohr, H.O. Hein, G. Jensen, T.I. Sorensen . Type of alcohol consumed and mortality from all causes, coronary heart disease, and cancer. Ann. Intern. Med. 2000 ; 133, 411-419.

... sur le resvératrol :

• M. Jang, L. Cai, G.O. Udeani, K.V. Slowing, C.F. Thomas et al. Cancer chemopreventive activity of resveratrol, a natural product derived from grapes. Science 1997 ; 275, 218-220.

• J.G. Wood, B. Rogina, S. Lavu, K. Howitz, S.L. Helfand, M. Tatar, D. Sinclair. Sirtuin activators mimic caloric restriction and delay ageing in metazoans. Nature 2004 ; 430, 686-689.

Chapitre 16

Pour en savoir plus...

... sur les usages anciens du cacao :

• T.L. Dillinger, P. Barriga, S. Escarcega, M. Jimenez, D.S. Lowe, L.E. Grivetti. Food of the gods: cure for humanity ? A cultural history of the medicinal and ritual use of chocolate. J. Nutr. 2000 ; 130, 2057S-2072S.

• W.J. Hurst, S.M. Tarka, T.G. Powis, F. Valdez, T.R. Hester. Cacao usage by the earliest Maya civilization. Nature 2002 ; 418, 289-290.

... sur les propriétés bénéfiques du cacao :

• J.H. Weisburger. Chemopreventive effects of cocoa polyphenols on chronic diseases. Exp. Biol. Med. 2001 ; 226, 891-897.

• C.L. Keen, R.R. Holt, P.I. Oteiza, C.G. Fraga, H.H. Schmitz. Cocoa antioxidants and cardiovascular health. Am. J. Clin. Nutr. 2005 ; 81, 298S-303S.

• T.P. Kenny, C.L. Keen, P. Jones, H.-J. Kung, H.H. Schmitz, M.F. Gershwin. Pentameric procyanidins isolated from Theobroma cacao seeds selectively downregulate ErbB2 in human aortic endothelial cells. Exp. Biol. Med. 2004 ; 229, 255-263.

Achevé d'imprimé, en août 2009 en Espagne par Graficas Estella
Dépot légal 1re publication : octobre 2009
Librairie Générale Française – 31, rue de Fleurus – 75278 Paris Cedex 06